Habe fertig …

typisch deutsch!

… oder was?

Jörg Lachance

Deutschlandbetrachtungen eines Auswanderers

Herstellung und Vertrieb: Books on Demand GmbH, Hamburg-Norderstedt

©2011 Jörg Lachance, Quebec/Canada

Korrektur und Lektorat: LKS Wolfgang Lorenz, Chemnitz

Foto Autorenportrait: Wolfgang Beyer

Karikatur Cover: Dirk Müller

Printed in Germany 2011

Umwelthinweis:

Dieses Buch wurde auf chlorfrei gebleichtem Papier gedruckt.

3

Inhaltsverzeichnis

I. Vorwort

Liebe Leser,

mit diesem Buch möchte ich Ihnen einmal, aus der Ferne betrachtet, auf vielfältige Art und Weise positive Denkanstöße zum Thema Deutschland und die Deutschen darlegen.

Liegen Eigenschaften wie **positiv** und **negativ** gerade bei uns Deutschen doch so nahe zusammen! Und manchmal sieht man eben aus der Ferne nur mit dem Herzen wirklich gut, denn selbst nach so vielen Jahren in der kanadischen Ferne schlägt mein Herz immer noch „deutsch".

In *„Habe fertig ... typisch deutsch! ... oder was?"* habe ich mich bemüht, Ihnen als Leser unser Selbstbildnis als Deutsche einmal auf eine leichte Art und Weise ... ein wenig nachdenklich und dennoch mit einem Lächeln ... nicht schulmeisterlich, sondern mit Humor ... und zuweilen gar ein wenig ironisch aufzuzeigen!

Einigkeit und Recht und Freiheit ... von unzähligen unserer Vorfahren mit Mühen und Schweiß hart erarbeitet, stehen diese drei Errungenschaften unserer jungen und dennoch so wehrhaften Demokratie doch für soviel mehr, was für uns „Deutsche" sich heutzutage als so natürlich und selbstverständlich darstellt!

Sicherlich werden sich schon jetzt einige fragen, woher sie diese Begriffe kennen?
JA, ganz genau … der Anfang der aktuellen Fassung unserer Nationalhymne!

Umso erstaunlicher ist es doch, dass laut Umfragen nicht einmal jeder zweite Deutsche den Text der Nationalhymne kennt, genauer gesagt nur 47 Prozent die 3. Strophe aufsagen können!

NEIN, keine Sorge …schämen brauchen Sie sich deshalb vielleicht nicht, aber im Unterrichtsfach Geschichte und Politik würden sie heutzutage in der Schule damit nicht gut aussehen!

Das Lied der Deutschen also, dessen Melodie 1797 von Josef Haydn geschrieben und dessen Text 1841 von Heinrich Hoffmann von Fallersleben verfasst wurde.

Als aktuelle Fassung der deutschen Nationalhymne spielt und singt man heute nur die 3. Strophe … welche eben mit den Worten *Einigkeit und Recht und Freiheit* anfängt!

Sehen Sie, selbst auf die Schnelle schon wieder etwas dazugelernt.

Deutschlandbetrachtungen eines Auswanderers …

…lassen Sie sich doch ganz einfach überraschen!

II.   Warum nicht einmal *stolz* sein dürfen

Wie gut haben wir uns doch als Deutsche gefühlt, wenn wir uns an solche Ereignisse wie die Olympischen Spiele 1972 in München zurückerinnern oder wie zuletzt 2006, als Deutschland Gastgeber der Fußball-Weltmeisterschaft war. Ein Land im Freudentaumel hieß die Welt willkommen … als Freunde unter Freunden!

Und die Gäste aus aller Welt fühlten sich wohl bei den Gastgebern … den Deutschen!

Solche Ereignisse schreiben positive Anschauungen und Anekdoten in die Geschichtsbücher. Viel zu lange wurden wir Deutsche doch immer wieder mit dem unschönen und finsteren Kapitel unserer jüngeren deutschen Geschichte in Verbindung gebracht. Dabei hat Deutschland als Land der Dichter und Denker, der großartigen Komponisten, Erfinder und Techniker, Industrialisierung und Innovation, Kreativität und Vielfältigkeit von Land und Leuten doch so vieles anzubieten.

Nur „schön reden" ist oftmals nicht hilfreich und bringt in den meisten Fäll auch nicht weiter.

Wie stolz können wir sein, dass wir nunmehr 65 Jahre nach Ende der Nazidiktatur heute als Deutsche ein so hohes Ansehen in der Weltgemeinschaft haben. Liegt Deutschland doch in der ganz aktuellen BBC-Umfrage der Völkerfamilie mit 59 Prozent auf dem 1. Platz, gefolgt von Kanada mit 51 Prozent auf dem 2. Platz.

Und dieses ist bei weitem nicht nur den Politikern der jüngeren Nachkriegsgeschichte zu verdanken ... und wenn ... dann nur in einem gewissen Ausmaß!

Sicherlich haben wir Deutsche Europa und der Welt in den vergangenen Jahrhunderten tiefe Wunden geschlagen, welche in einigen Fällen gut und in anderen Fällen weniger gut verheilt sind, und einige dieser Narben sind selbst heute noch nicht vergessen...

Und das ist gut so!

Aber wir haben Europa und der Welt auch viele gute Dinge und Errungenschaften gebracht. Angefangen von A wie Albert Einstein und Albert Schweitzer, über B wie Brahms, Bach oder Beethoven, BMW oder Bayer ... G wie Goethe ... M wie Mercedes-Benz oder Merk, Modezaren wie Lagerfeld, bis hin zu Ferdinand Porsche und Volkswagen, Schiller oder Anette von Droste-Hülshoff   und anderen Dichtern und Denkern, nicht zu vergessen die großartigen Ärzte wie Sauerbruch, Albrecht von Graefe… etc. pp. Marken und Namen wären endlos weiterzuführen, genauso wie Prinzen, Fürsten, Könige und Kaiser, welche der deutschen Geschichte Leid aber auch große Freuden und Errungenschaften hinterlassen haben.

Vielmehr ist es Zeit, sich von der Denkweise zu verabschieden, dass wir dort, wo wir als Deutsche heute stehen, alles einzig und allein unseren sogenannten Volksvertretern zu verdanken haben.

Wie der Begriff *Volksvertreter* schon darlegt … von uns, dem Volk und Wählern, in Amt und Würden eingesetzt. Ob wir als Bürger dann nach den Wahlen mit der Arbeit selbiger Volksvertreter vollends zufrieden sind, steht auf einem anderen Blatt Papier.

Gewählt aufgrund gemachter Wahlversprechungen und dann wohlig und bequem im Parlament Platz genommen, deuten sich dann oftmals viel zu schnell erste Anzeichen von Alzheimer an. Macht und Einfluss versteht sich dann oftmals als eine Art Selbstbedienungsladen, und diesbezüglich wird sich jeder Leser dann Kapitel nach Kapitel selbst sein demokratisches Urteil bilden können!

Auch Schlagzeilen der renommierten Zeitung „Die Welt" zufolge, zeichnet sich Deutschland heute in vielen Bereichen als ein sehr unsicheres Land ab und die Zumutungen aus Politik und Wirtschaft werden für die Mehrheit der Deutschen immer größer.

Die oftmals klischeehaften Vorstellungen typisch deutscher Wertvorstellungen wie Fleiß aber auch Gehorsam liegen noch immer so eng zusammen wie zu Kaisers Zeiten.

Im Ausland sieht man die Deutschen ohne Zweifel als Volk, welches Stolz auf die harte Arbeit der Nachkriegsjahre und des Wirtschaftswunders ist. Und so sieht man diese „urdeutschen Tugenden" (wenn auch schmunzelnd) in der Tatsache, dass diese Eigenschaften höchstwahrscheinlich in der Genetik der Deutschen verankert sind.

Und so wird die deutsche Wiedervereinigung vom Ausland als deutscher Kraftakt gesehen. Desto verwunderlicher ist doch die Tatsache, das die Deutschen selbst die Leistungen der Wiedervereinigung und vor allen die Kosten eher skeptisch betrachten.

Aber sind wir Deutschen immer noch mit unserem Land zufrieden? Verlassen doch jährlich rund 15.000 Deutsche das Heimatland und wandern aus ... und die Zahl steigt stetig! Auf der Suche nach Gründen stößt man immer wieder auf Argumente wie ständig steigende Allgemein- und Lebenshaltungskosten, schrumpfende Sozialleistungen, unsichere Rentenprognosen, bröckelndes Gesundheitswesen sowie Unsicherheiten und Angst vor der Zukunft.

Und immer häufiger wird man auch mit Tatsachen konfrontiert, wie die Angst vor der immer größer werdenden und alles verschlingenden EU (Europäische Gemeinschaft).
Steht man der stetigen EU-Erweiterung doch so oder so mehr als skeptisch gegenüber, vergleicht der Volksmund selbige bereits mit einer Totgeburt.

Ja … sicherlich muss ein größeres und mächtigeres Deutschland auch mehr internationale Verantwortung in der Welt übernehmen … und hierfür stehen sicherlich nicht zuletzt die zahlreichen internationalen Bundeswehreinsätze.

Lassen wir die Kosten hierfür einmal außen vor … hat man uns denn gefragt, ob wir Deutschen diese Einsätze überhaupt wollen, geschweige denn zustimmen?

Hier haben die Väter des Grundgesetzes es sich vielleicht zu einfach gemacht und keine Volksabstimmung als Referendum in der Verfassung der Bundesrepublik verankert!

So wird nur in den beiden Kammern des Parlamentes über solche Dinge abgestimmt und Otto Normalverbraucher hat die Pille dann zu schlucken ... Konsequenzen und spätere Nebenwirkungen einbegriffen!

Seit Kriegsende haben wir Deutsche erst lernen müssen, *demokratisch* zu leben und miteinander auch demokratisch umzugehen. Doch noch immer liegt es uns im Fleisch und Blut, dass wir die Entscheidungen der Obrigkeit vollends akzeptieren und gehorsam Folge leisten.

Hatte die sogenannte *Bonner-Republik* zwar immer die Wiedervereinigung beschworen, doch waren die Mächtigen auch davon überzeugt, das selbige eines Tages wortwörtlich vor der Haustür stehen würde, bevor die Einigung dann am 3. Oktober 1990 an die Haustür klopfte?

Sind wir doch einmal ehrlich! In vielen Dingen wurden die beiden deutschen Staaten BRD sowie DDR doch förmlich von der Wiedervereinigung überrannt und vielleicht sogar in einigen Dingen überrumpelt!

Musste die deutsche Wiedervereinigung doch nicht blutig erkämpft werden, sondern wurde uns durch vielfältige und günstige Konstellationen der internationalen Politik in der Gunst der Stunde förmlich von einer Minute zur anderen auf einem Silbertablett angeboten. Mehr hämische Stimmen sehen die deutsche Wiedervereinigung eher als ein „Sonderangebot", da selbige auf die eine oder andere Art und Weise von einem bankrotten DDR-Regime erkauft werden konnte!

Wie dem auch sei! Sicherlich hatte Altbundeskanzler Willy Brandt mit seinem Ausspruch
„Was zusammengehört wird zusammenwachsen"
mehr als Recht.

Auch 20 Jahre nach der Wiedervereinigung müssen wir Deutsche vielleicht noch ein wenig mehr Geduld und Zeit aufbringen, denn vieles ist einfacher gesagt als getan und letztendlich müssen wir, wie schon angesprochen, in vielen Dingen lernen, demokratisch miteinander umzugehen, um dann für beide Seiten akzeptable Kompromisse zu finden, denn schließlich sind Kompromisslösungen bei weitem nicht die schlechtesten Lösungen!

Stolz aber können wir Deutsche auf jeden Fall auf die Wiedervereinigung sein!

Die Bilder gingen um die Welt und die Welt schaute mit Freude und Begeisterung auf das wiedervereinte Deutschland. Vielleicht müssen wir uns nur ein wenig

bemühen, selbige Begeisterung auch in unseren Herzen und Erinnerungen warm zu halten!
Oder haben wir etwa schon vergessen, wie viel Blut
und Tränen während der Teilung auf beiden Seiten
geflossen sind, und wie sehr wir uns diese Wiedervereinigung auf beiden Seiten doch herbeigesehnt hatten?

III.   Made in Germany

In all den Jahrzehnten nach Kriegsende zu einem „Gütezeichen" von Qualität und deutscher Wertarbeit herangereift, sollte diese Produktmarkierung eigentlich etwas ganz anderes bewirken.

Nach Kriegsende sollte Deutschland zunächst wirtschaftlich klein gehalten werden und so entschlossen sich die Siegermächte, allen in Deutschland gefertigten Produkten selbigen Stempel aufzuprägen. Hierdurch sollte bewirkt werden, dass Konsumenten dadurch zum Kauf gleichwertiger Produkte aus anderen Ländern angeregt werden.
Und so sollte es für die Konsumenten einfacher gemacht werden, Produkte „Made in Germany" zu boykottieren!

Die Stunde „Null" sorgte in Deutschland für Aufbruchsstimmung und so fing man an, in Kellern oder ausgebombten Fabrikhallen nur mit dem Nötigsten das Lebensnotwendigste zu produzieren, denn der Krieg hatte den Menschen ja fast alles Lebensnotwendige genommen. Und so wurden zum Beispiel aus Stahlhelmen praktische Siebe gestanzt!

In allen Sektoren der Wirtschaft stand der Erfinderreichtum hoch im Kurs, und da man nichts zu verlieren hatte, waren dem Ideenreichtum keine Grenzen gesetzt. Die neue Produktivität stimmte die Deutschen enorm positiv und so wurden aus Schrott und Kanonenteilen neue Maschinen konstruiert … man fühlte sich gut!

Die Bauwirtschaft war eifrig damit beschäftigt, die Ruinen wetterfest zu machen, doch dauern Wunder bekanntlich zuweilen ein wenig länger.

Und auch in der Landwirtschaft lief alles auf Hochtouren. Galt es doch ein Volk von immerhin mehr als 60 Millionen Deutschen durch den nahenden Winter zu bringen!

Der Marshall-Plan machte in dieser Zeit vieles einfacher und ertragbarer und die Kinderaugen strahlten beim Öffnen der Care-Pakete, welche aus aller Welt gesendet wurden. Die Welt wollte helfen … und Hilfe war dringend notwendig!

Anfang der fünfziger Jahre sah die Welt dann auch in Deutschland schon ganz anders aus.
Fabrikhallen erstrahlten in neuem Glanz und die Produktivität lief auf Hochtouren.

„Made in Germany" fand sich überall auf der Welt, hatte sich dieser Slogan doch mittlerweile zum Marken- und Qualitätssymbol gemausert. Die Wirtschaft und auch der Export boomten. Die heimkehrenden Kriegsgefangenen fanden sofort Arbeit und das Familienleben war wieder lebenswert!

Heute sind die deutschen Welterfolge wie zum Beispiel die deutschen Automarken nicht mehr vom internationalen Markt wegzudenken und stehen für Qualität und Anspruch zugleich. Ebenso wie all die vielen anderen deutschen Welt- und Wertmarken und Produkte.

Die Jahre des Wirtschaftswunders füllten die Konten und Geldbörsen der Deutschen und sie fingen wieder an, sich etwas zu leisten und zur gleichen Zeit etwas von der Welt zu sehen. Und so entwickelten sich die Deutschen nicht nur im Fußball, sondern auch im Reisen zum Weltmeister!

Made in Germany … man war und man galt wieder etwas!

Im Laufe der Jahrzehnte wurde man dann in so einigen Bereichen wieder auf den Boden der Tatsachen geholt. Die Wirtschaftswunderjahre verebbten und so bildeten sich zum ersten Mal wieder Schlangen auf den Arbeitsämtern.

Waren die Löhne in all den Jahren doch stetig gestiegen, stand man der Konkurrenz aus den Billiglohn-Ländern fast reaktionslos gegenüber. Umso schmerzlicher war es, erste Abstriche hinnehmen zu müssen, wollte man den Arbeitsplatz durch Betriebsauslagerungen ins billigere Ausland nicht ganz verlieren!

Heute wissen auch die Mächtigen in Industrie und Wirtschaft, dass Verlegungen oder gar Betriebsabwanderungen nicht das Allheilmittel waren. Die Erde ist rund und irgendwann kommt man dann wieder an den Ursprungsstandort zurück, denn auch in Ländern des mittleren oder fernen Ostens oder Asiens steigen die Löhne. Wissen wir durch Produktrückrufe doch nur zu gut, dass eben doch alles seinen Preis hat!

Heutzutage steht „Made in Germany" manchmal aber auch für ein Volk von Nörglern und der Mentalität vom „Mies reden"! Warum eigentlich?

Der Deutsche, so scheint es, meckert gern und oft. Geht ihm etwas gegen den Strich oder wird ihm wieder einmal etwas von „oben" herab verordnet, dann wird zunächst gemeckert was das Zeug hält. Intensiv und enthusiastisch wird erst einmal alles verneint und von vornherein abgelehnt.

Mit der Zeit betrachtet man diese Dinge dann weitaus differenzierter und oftmals auch wesentlich gelassenen. Und am Ende wird dann abgenickt und die bittere Pille wird geschluckt. Und bitterere Pillen und Verabreichungen mussten die Deutschen in den letzten Jahren viele hinnehmen. Und hier unterscheiden sich die Deutschen so sehr von ihren Nachbarn im Ausland.

Nehmen wir zum Beispiel die Franzosen oder die Italiener. Die Macht geht auch in diesen Demokratien vom Volke aus und die Regierungen wissen nur zu gut, was das bedeutet.

Und hier werden selbige Regierungen dann oftmals durch Generalstreiks in die Knie gezwungen und Gesetzentwürfe werden dann nochmals „wohlwollend" überarbeitet oder häufig sogar komplett zurückgenommen.

So leicht wie bei uns haben es dortige Regierungen nicht!
Und nichts wird oder kann in diesen Ländern so einfach über den Kopf des Volkes hinweg entschieden werden.

Der Deutsche tut sich damit eher schwer! Ja … gemeckert und gemosert wird ja … und sicherlich auch mal durch Streiks Druck ausgeübt … aber das gesamte

Land durch einen Generalstreik im wahrsten Sinne des Wortes „lahm" zu legen, dies käme den Deutschen dann doch nicht in den Sinn!

Hier machen sich eben noch immer der Gehorsam und das Folge leisten aus vergangenen Epochen auf Entscheidungen der Obrigkeit bemerkbar.

So sind wir eben!

Und auch der Bürokratie sind in Deutschland keine Grenzen gesetzt. Da wird erlassen und verordnet was das Zeug hält und so braucht man mittlerweile diplomierten Fachbeistand, um sich im Dschungel der Formulare und Anweisungen zurechtzufinden.

So einfach „den Nippel durch die Lasche ziehen und mit der kleinen Kurbel ganz nach oben drehen" ist eben dann doch nicht.

Aber letztlich müssen die Heerscharen von Beamten und Verwaltungsangestellten ja bei Arbeit und guter Laune gehalten werden, bevor Otto Normalverbraucher dann das Leben schwer gemacht wird!

Und mit „nur" unseren deutschen Gesetzen und Verordnungen ist es ja mittlerweile auch nicht mehr getan. Heutzutage kommen dann nochmals genauso viele europäische Gesetze und Erlasse aus Brüssel dazu!

Sind wir eigentlich noch Herr im eigenen Haus?
Nein … mal ehrlich!?!

Immer wird alles komplizierter und auch teurer, denn die Behörden und Verwaltungen verschlingen Unmengen an Steuergeldern. Also wird fröhlich und munter nach neuen Einnahmequellen und Gebühren Ausschau gehalten, und der Fantasie sind dann bekanntlich keine Grenzen mehr gesetzt. Ein bisschen hier und ein wenig dort, und am Ende bleibt uns dann immer weniger in der Lohntüte!

Ist es da eine Wunder, dass die Schwarzarbeit in Deutschland so hoch im Kurs steht?

Die Frankfurter Börse kann von solchen Kursen nur träumen!

Frei nach dem Motto: Heil` Dir im Siegerkranz, nimm was Du kriegen kannst!

Aber wem kann man es übel nehmen, wenn der kleine Mann sich mehr und mehr nach zusätzlichen Einnahmequellen umschaut, um am Fiskus vorbei, seinen Lebensstandard ein wenig aufzubessern.

Wie sagen doch Politiker aller Parteien so häufig auf der Suche nach Wählergunst und Wahlversprechungen:
Arbeit muss sich wieder lohnen!

Viel häufiger müsste man dahingegen heutzutage den Aufschrei hören: **Was?**
…Sie arbeiten …ja lohnt sich das denn noch?

Mal ehrlich! Arbeiten die Deutschen doch bereits heute ein wenig mehr als 6 Monate im Jahr allein für Vater Staat, d.h. für Steuern und Abgaben. Erst danach arbeitet und wirtschaftet man dann also für sein eigenes Konto und den Lebensstandard!
Wo soll das noch hinführen?

Betrachten wir das doch mal von einem ganz einfachen Standpunkt: Im Jahre 1902 führte seine Majestät Kaiser Wilhelm II. die Sektsteuer in Deutschland ein, um damit seine Kriegsmarine zu finanzieren … selbige Sektsteuer nimmt Vater Staat auch heute noch mit dem knallenden Öffnungseffekt jeder Flasche Sekt in Deutschland ein … zum Wohl!

Um an das Geld der Bürger zu kommen kennt Vater Staat oftmals keine Skrupel. Hemmungen sind hier fehl am Platz! Ja sicherlich … immer wieder beteuern Politiker aller Parteien mit den Steuereinnahmen besonnen umzugehen … zu schön um wahr zu sein;

blickt man mal einen besonnenen Moment ins Schwarz- oder Jahrbuch des Bundes der Steuerzahler … beim Anblick der Steuerverschwendungen in schwindelerregenden Höhen, wird einem dann beim Anblick dieser Beispiele und Summen wahrhaft schwindlig, und man sollte dann vielleicht wirklich eine Flasche Sekt öffnen, um seinen abgesackten Kreislauf nach dem Schock- Zustand wieder in Fahrt zu bringen!

Mit dem Geld anderer Leute geht man eben doch sorgloser um als mit dem eigenen.
Und da ist Vater Staat nicht besser oder schlechter!

In einem sind sich dann unsere sogenannten Volksvertreter und Bundestagsabgeordneten dann aber immer schnell und über alle Parteigrenzen hinaus einig … der Erhöhung der Diäten und Bezüge.

Klar … man gönnt sich ja sonst auch alles!

Ach ja … und mit der Offenlegung anderweitiger Bezüge, Nebenjobs also, wie zum Beispiel zusätzliche Einnahmen aus Beraterverträgen, Aufsichtsratsposten etc. … da werden die Damen und Herren Abgeordneten dann eher kleinlaut, denn schließlich braucht ja nicht jeder wissen, wie viel unsere Abgeordneten so nebenbei verdienen!

Nach Auskunft der Bundestagverwaltung haben mindestens 111 Parlamentarier eine Nebentätigkeit, mit der sie mehr als 7000 Euro verdient haben. Genauer beziffern müssen sie das jedoch nicht! Spitzenreiter sind die Abgeordneten von Union und FDP.

Generell gilt, dass alle Nebentätigkeiten offengelegt werden müssen, die mehr als 1000 Euro im Monat oder 10000 Euro pro Jahr betragen. Hier unterscheidet der Deutsche Bundestag drei Gruppen bzw. Stufen. In der ersten Stufe einmalige oder regelmäßige Einkünfte von 1000 bis 3500 Euro. Die zweite Stufe reicht bis 7000 Euro und in der dritten Stufe dann Einkünfte von mehr als 7000 Euro.

So lässt es sich dann doch recht gut leben, denn schließlich erhalten unsere Bundestagsabgeordneten generell eine monatliche steuerpflichtige Abgeordnetenentschädigung von 7668 Euro plus einer steuerfreien Kostenpauschale von 3647 Euro …
na also … geht doch!

Nur schwer nachvollziehbar für die hart arbeitende Mittelschicht, dem sogenannten Rückgrat unserer Gesellschaft, sowie schamhafte Summen für die ohnehin engen Budgets und Haushaltskassen für Geringverdienende, Alleinerziehende, Arbeitslose und Sozialhilfeempfänger.

IV. Die Gewaltenteilung

Berlin – Bonn … oh du wunderschöner deutscher Bundeswahn

Da fragt man sich doch allen Ernstes, ob man im falschen Märchen aufgewacht ist!

Wurde nach Kriegsende über die Jahrzehnte hinweg immer beteuert und beschworen, dass das beschauliche Bonn nur als provisorische Hauptstadt fungiert und das bei einer deutsch-deutschen Wiedervereinigung das heroische und historische Berlin ohne Wenn und Aber wieder Hauptstadt mögen werde.

Leichter gesagt als getan, denn Papier ist ja bekanntlich geduldig und so kommt es mehr oder weniger auf entsprechendes Verhandlungsgeschick an. Und hier war Bonn ein wahrer Meister im Pokerspiel um Macht, Ministerien und der Sucht nach Machterhalt.

Waren die verträumten Bonner doch nach Kriegsende durch die Alliierten wahrlich an die Macht katapultiert worden. Und obwohl als Provisorium geplant, war der alte Adenauer als Rheinländer auf Zack und etablierte Bonn im Handstreich zu seiner „Feste am Rhein" … gemütlich sollte es eben dennoch sein!

Den westlichen Alliierten konnte das nur angenehm sein. War man am schönen Rhein doch weit genug entfernt vom problematischen Unruheherd Berlin!

Und bei einem guten Glas Wein wurden dann in Bonn in den fünfziger Jahren tatkräftig die Fäden gezogen … und dieses nicht immer in der Öffentlichkeit, sondern zumeist hinter verschlossenen Türen im Palais Schaumburg … Adenauers Machtzentrale!

Das Ausland blickte liebevoll lächelnd auf das beschauliche Bonn, welches dem Ruf der „Romantik am Rhein" alle Ehre machte. Und so wurde kräftig gebaut, denn man brauchte entsprechende Gebäude für den neuen Deutschen Bundestag, den Bundesrat und eine Vielzahl von Ministerien, denn nicht immer standen alte und guterhaltene Villen und Herrenhäuser oder andere prachtvolle Bausubstanzen wie das Wasserschloss Gymnich zur Verfügung, welches als Gästehaus der Regierung im neuen Glanz erstrahlte.

Die junge Republik polierte auf, was nur aufzupolieren ging … aus Alt mach Neu…

…Hauptsache es war gut fürs Image … galt es doch sich im Ausland und der Welt den Ruf aufzubessern und sich wieder einen Namen zu machen!

In den 80er-Jahren wurde dann der Petersberg (ehemaliger Prunksitz einer Industrieellenfamilie) mit enormen Finanzaufwand zum Bundesgästehaus um- bzw. ausgebaut!

Und so entschied man sich in Bonn in diesen Jahren ebenso zum Neubau eines neuen Bundestages. War der alte Bundestag aus den 50er-Jahren doch nicht mehr so ganz standesgemäß. Ein Bauplatz direkt am Rheinufer war schnell gefunden und ebenso forsch gingen die geplanten Bauarbeiten voran. Zwar hatte man ab und an in manchen Bauphasen mit einigen Problemen, wie dem Jahrhundert-Rheinhochwasser zu kämpfen, selbiges tat dem Ganzen aber dennoch keinen Schaden!

In der Übergangsphase zog der Deutsche Bundestag dann provisorisch in das alte Bonner Wasserwerk ein, welches ebenfalls mit hohen Finanzaufwendungen renoviert und ausgestattet wurde, denn auch ein Provisorium musste und sollte ja einen gewissen Standard aufweisen!

Mitte der Achtzigerjahre zogen am beschaulichen Rhein dann Wolken am Bonner Himmel auf und der Wind der Veränderungen zog ins Land! Ein Wind, der auch vor Landesgrenzen oder dem Eisernen Vorhang nicht halt machte; der Mauerfall 1989 sowie der

Strom des Wandels taten ihr Übriges zur Neugestaltung Europas dazu.

Gerade eingeweiht und der Freudentaumel des Mauerfalls noch nicht vollends verhallt, sollte der neue Bundestag seiner ersten Herausforderung standhalten. Wie ironisch das Schicksal doch manchmal auch mit politischen Entscheidungen umgehen kann.

So stand an jenem Tag nur ein Programmpunkt auf dem Tagesplan. Die Abstimmung im deutschen Bundestag zur Hauptstadtfrage.

Hauptstadtfrage? … warum eigentlich!?!
Hatten doch alle Politiker über alle Parteigrenzen hinweg stets in Treue beteuert, dass bei einer etwaigen und damals noch fernen Zukunft der deutschen Wiedervereinigung die alte Hauptstadt Berlin ohne jeden Zweifel erhaben, auch die neue Hauptstadt Berlin sein würde!

Wie kurz manche Gedächtnisse von Politikern doch sein können … aber macht ja nichts! Schließlich kann man selbige herzzerreisende Beteuerungen ja zur Genüge in den unzähligen Parlamentsniederschriften und Aufzeichnungen der Bundestagsdebatten nachlesen!

So hatte sich die Geschichte des zweiten neuen Bundestages in Bonn dann schnell und gnadenlos selbst in die Geschichtsbücher niedergeschrieben und so wurde in jener Bundestagsdebatte mehrheitlich entschieden, dass Berlin Hauptstadt des wiedervereinten Deutschland werde.

Jetzt aber gingen die Verhandlungen und das Geschachere hinter den Kulissen erst so richtig los, denn ganz so einfach lies sich Bonn die Butter dann doch nicht vom Brot nehmen.

Am Ende der Verhandlungen schlug sich der kleine David Namens „Bonn" dann doch ganz erstaunlich gegen den übermächtigen Goliat „Berlin", sodass dann am Ende doch etliche Ministerien und Bundesbehörden im romantischen Bonn verblieben.

Allerdings sehr zum Nachteil der Steuerzahler, denn irgendjemand muss die Kosten für die Flüge oder Bahnreisen unserer Volksvertreter und Beamten in der 1. Klasse zwischen Bonn und Berlin ja tragen.

Jetzt hieß es zunächst für Bundestag, Bundesrat und eine Vielzahl von Ministerien und Behörden sowie deren Mitarbeiter und Familien … KOFFER packen und ab in die alte und neue Hauptstadt Berlin!

Ach ja liebe Bundesbank in Frankfurt … bitte nicht vergessen die Geldpresse anzuwerfen, denn Umzüge kosten Geld und selbiger Umzug sollte astronomische Summen verschlingen!

In Berlin ruhte der alte „Reichstag" in einer Art Dornröschen-Schlaf und wurde arg und mit viel Lärm von Presslufthämmern und Baumaschinen aus den schönsten Träumen gerissen!

Der englische Stararchitekt Sir Foster hatte die Ausschreibungen zur Neu- bzw. Umgestaltung des alten Reichstagsgebäudes gewonnen und bevor es losging, sollte der Verpackungskünstler Christo noch die Freude haben dürfen, den monumentalen Koloss der Geschichte noch kurzerhand in Geschenkfolie zu verhüllen ... Sachen gibt's!

In den 90iger Jahren war dann **„janz Berlin"** eine Wolke, oder sollte man lieber sagen eine „Staubwolke", denn schließlich wurde abgerissen und wieder aufgebaut, renoviert und saniert was das Zeug hergab und für den neuen Glanz von Berlin schien nichts unmöglich oder gar zu teuer zu sein.

Die Welt staunte nicht schlecht über das renovierte Reichstagsgebäude oder das neue Bundeskanzleramt, welches im Volksmund auch liebevoll „Waschmaschine" genannt wird.

Alt und neu, Geschichte und Moderne, historisch und futuristisch… alles erstrahlte im neuen Glanz.

In späteren Jahren kam der neue Berliner Hauptbahnhof dazu und in wenigen Jahren darf sich dann der im Bau befindliche neue Berliner Großflughafen in selbige Liste eintragen!

Die Neueinweihung des alten Reichstagsgebäudes war ein Mega-Ereignis und die 611 Abgeordneten, wohlbemerkt das zahlenmäßig größte Parlament der Welt, gönnte sich einen Bau der Superlative!!!

Nur am Rande angefragt: War der Bonner Neubau des Bundestages eigentlich schon bezahlt?

Es war schon ein ergreifender Moment, als die deutsche Nationalhymne zum ersten Mal unter der wiedererschaffenen Kuppel des alten Reichstagsgebäudes erklang.

JA! … Man darf auch einmal stolz sein, denn immerhin war die deutsche Vereinigung ohne einen einzigen Waffenschuss vollzogen worden.

Die Mächtigen dieser Welt in West und Ost waren besonnen und hätten dafür eigentlich den Friedensnobelpreis verdient!

V.   Das Drama EURO

Was war das doch für eine Männerfreundschaft! Herrliche Zeiten, als man sich noch „blindlings" auf das Wort des anderen verlassen konnte.

Damals, da stand man noch Hand in Hand, Schulter an Schulter ... stets bereit für den anderen einzustehen und sein Letztes zu geben.

Klingt fast wie aus einer Geschichte der Gebrüder Grimm, ist aber dennoch ein wahres Kapitel unserer jüngeren Geschichte ...
...die Männerfreundschaft zweier mächtiger Staatsmänner, KOHL und MITTERAND.

Es ist noch gar nicht so lange her, da träumten die beiden einen gemeinsamen Traum, den des „EURO"!

Gedanken sind frei und so wurden auf beiden Seiten der deutsch-französischen Grenze Heerscharen von Regierungsmitarbeitern damit beschäftigt, diesen Traum in die Realität umzusetzen ... koste es was es wolle, denn schließlich wollte man sich mit dem EURO ein Monument der Zeitgeschichte für die kommenden Generationen setzen. Im alten Ägypten taten die Pharaonen dieses mit dem Bau der Pyramiden und anderer monumentaler Bauten, welche noch heute als Weltwunder gelten.

Na ja … die Franzosen haben ja heute auch eine Pyramide auf dem Vorplatz des Louvre stehen. Übrigens auch eine Verwirklichung ihres Präsidenten François Mitterand!

Heute reiben wir uns verwundert die Augen … kein schöner Traum mehr … selbiger zerplatzte schnell wie eine Seifenblase im Wind … Zeit aufzuwachen … und willkommen in der Realität!

Und so werden wir jeden Tag, wie am Beispiel Griechenlands zu sehen, gnadenlos mit der Realität konfrontiert … manchmal sind Träume eben doch keine Schäume.

Im Fall Griechenland kostet dieses Realitätsbewusstsein beziehungsweise das von der EU geschnürte Hilfspaket allein den deutschen Steuerzahlern ca. 30 Milliarden Euro, der Europäischen Gemeinschaft und dem Weltwährungsfonds insgesamt die Gesamtsumme von ungefähr 150 Milliarden Euro. Das sind, um es in einfacheren Zahlen auszudrücken, 150.000 Millionen Euro!

Ein Wort, treffender ausgedrückt, eine Zahl zum Sonntag … oder?

Und all dieses, weil Griechenland bereits zur Aufnahme in die Euro-Zone falsche Zahlen nach Brüssel meldete. Und da Athen dieses einmal angefangen hatte, da blieb ja nichts anderes übrig, als dieses Jahr für Jahr fortzusetzen und geschönte Zahlen nach Brüssel zu melden. Oder sollte man lieber getürkte Zahlen sagen? Nein ... so gut verstehen sich die Griechen und die Türken ja dann doch nicht!

Nennen wir das Kind doch ganz einfach beim Namen! Es wurden ganz bewusst falsche Zahlen mitgeteilt und weitergeleitet.

In den anderen Hauptstädten der Euro-Mitgliedsstaaten wird dieses ja eher verschönt und verharmlost, als eine Art „Kavaliersdelikt" gesehen und dargestellt.

Na Bravo!

Da kommt man sich ja fast vor wie beim Monopoly spielen.
Up `s ... erwischt!
Ab ins Gefängnis! Gehe nicht über Los und ziehe keine 4000 Euro ein!
Ach so! Sie hatten im Vorfeld eine „Freilos-Karte" gezogen! Na ja ... dann kommen Sie ja nochmal mit einem blauen Auge davon und bleiben im Spiel ... oder auf Griechenland bezogen: in der Euro-

glückseeligkeit, auch wenn die Akropolis vollkommen überbewertet wurde.

Aber mal allen Ernstes!

Ist der Waffenhändler Karl-Heinz Schreiber doch am 5. Mai 2010 nach jahrelangem Auslieferungsverfahren wegen Steuerhinterziehung in Höhe von 10 Millionen Euro zu acht Jahren Haftstrafe verurteilt worden.

Das würde ja bedeuten, dass der Staat Griechenland wegen eines ähnlichen Deliktes bei gleicher Schwere und Bedeutung zu umgerechnet 1875 Jahren Haftstrafe verurteilt werden müsste.

Dabei war Griechenland vor ca. 150 Jahren schon einmal fast pleite. Schon damals sollte das wirtschaftlich schwache Land am Rande Europas der „Lateinischen Münzunion" beitreten. Das damalige Prinzip ähnelte dem heutigen Euroraum, jedoch gab es damals keine Aufnahmekriterien. Schon damals prägten alle Länder Gold bzw. Silbermünzen mit eigenen Währungsbezeichnungen und man verpflichtete sich zur gegenseitigen Annahme der Münzen.

Doch beim Geld hörte auch damals schon die Freundschaft auf, da Griechenland und auch Italien zu schummeln anfingen. Sie veränderten Güte- und Gewichtsanteile der damals schon vorgeschriebenen Gold- und Silbermünzen und fingen an, das damals relativ neue Papiergeld zu drucken, welches jedoch nur im eigenen Land Wert hatte. Die „guten" und genormten Gold- und Silbermünzen der anderen Mitgliedstaaten behielt man im eigenen Land.

Zu Anfang nahmen die anderen wirtschaftlich starken Mitgliedsstaaten die Mogeleien Griechenlands ja noch in Kauf.
Im Jahre 1908 hatte man dann endgültig genug und man warf Griechenland ganz einfach aus der Münzunion heraus!

Und so empfahl selbst der Ex-Chef der Deutschen Bundesbank, Thilo Sarrazin, den Griechen die Insolvenz!
Zwar scheint der Euro nach Ansicht von Herrn Sarrazin nicht gefährdet, doch würde seiner Ansicht nach eine „Finanzspritze" an Griechenland bezüglich der Stabilität des Euro unabsehbare Folgen haben!

Lassen wir uns das bei einem schönen Teller Gyros und einigen Ouzos dann doch am besten nochmals durch den Kopf und Magen gehen und kommen ganz kurz auf die Falschmeldungen Griechenlands an Brüssel zurück.

Nehmen wir einmal ein ganz einfaches Beispiel: Die jährliche Steuererklärung von Ihnen … lieber Leser!

Falls auch Sie ab und an in der persönlichen Steuerklärung mit den Zahlen mogeln, dann ist es besser sich nicht erwischen zu lassen, denn es ist kein „Kavaliersdelikt" und man zieht den Kopf dann nicht so einfach aus der Schlinge.

Hier versteht der deutsche Fiskus keinen Spaß und man wacht vielleicht irgendwann im Gefängnis auf. Ähnlich wie Herr Karl-Heinz Schreiber … und wenn Sie ganz viel Glück haben, dann wird vielleicht ja nur ein Bußgeldbescheid gegen Sie erlassen.

Aber am besten kommen Sie natürlich immer noch mit einer „Freilos-Karte" davon!

EURO hin … EURO her … wir wurden schon damals bei der Einführung und auch heute bei den Problemlösungen nicht gefragt, denn wie schon in einem vorangegangenen Kapitel angemerkt, haben die Väter der deutschen Verfassung ja keinen Volksentscheid oder eine Volksbefragung als Referendum in unserer Verfassung und dem Grundgesetz verankert.

Dumm gelaufen!

Am Ende begleicht die Rechnung sowieso der kleine Mann. Dabei werden all diese Milliarden Euro des deutschen Hilfspaketes für Griechenland doch so dringend im eigenen Land benötigt und könnten hier verwendet werden. Für die Sicherung der Renten etwa oder zur Senkung des Defizites bei der Neuverschuldung, im Gesundheitswesen … oder am besten im Bildungswesen, damit die künftigen Generationen wesentlich wachsamer auf die Machenschaften der Politiker schauen!

Bei der Einführung des Euro wurde in Deutschland zirka 2:1 umgetauscht. Also ungefähr 2 Deutsche Mark für 1 Euro.
Eigentlich ganz ähnlich wie bei einer Heirat, denn da ist die Mark ja dann bekanntlich auch nur noch 50 Pfennig wert.

Es geht eben doch nichts über eine gute Portion Humor, ansonsten würden wir uns als Deutsche so manche Nacht in den Schlaf weinen!
Am nächsten Morgen sieht die Welt dann schon wieder ganz anders aus, denn schließlich wird uns bewusst, dass wir ja alle im gleichen Boot sitzen.

Erinnern Sie sich eigentlich noch an die versteckten Preiserhöhungen im Zuge der Euroeinführung?
Wohlgemerkt, im eigentlichen Wechselkurs 2:1 kostete das Brot beim Bäcker um die Ecke dann nicht mehr

4,80 Mark sondern <u>nur noch</u> 2,90 Euro, und die Jeans im Modeladen nicht mehr 119,00 Mark sondern <u>nur noch</u> 69,00 Euro. So zogen sich diese verschleierten Preiserhöhungen durch fast alle Bereiche der täglichen Lebenshaltungskosten wie Nahrungsmittel, Bekleidung, Freizeit und Reisen etc.

Das nüchterne Erwachen kam dann beim Erhalt der ersten Euro-Lohnabrechnung, denn diese war ganz genau im Kurs 2:1 umgerechnet. Die Banken, Sparkassen und anderen Geldinstitute hatten dann in den Folgemonaten regen Zulauf, da es nunmehr galt, eine Vielzahl von Anträgen zur Einrichtung oder Erhöhung eines Kontokorrentrahmens zu bearbeiten.

Sehen Sie, so plötzlich kommt dann die Erinnerung doch zurück, wenn es ans „Eingemachte" geht!

All das hatte man ja in den Anfangsjahren nach der Euroeinführung verkraftet und sozusagen als „Alt-Akte" abgelegt. Was aber im Kleinen, also beim Normalbürger anfing, dies hörte dann erst bei den Euro-Mitgliedsstaaten auf.

War Otto Normalverbraucher bemüht seine Finanzen in den Griff zu kriegen, taten sich da einige Euro-Mitgliedsstaaten umso schwerer.

Schnell kamen einige Mitglieder, oder auf die Euro-Zone bezogen einige Mitgliedsstaaten, aus dem Gleichschritt heraus und schlugen quer. Und anstatt gemeinsam nach vorne zu rudern, ruderten einige nunmehr nach hinten!

Glauben unsere Politiker denn allen Ernstes, dass wir so weiterkommen? So einfach nach dem Motto „Augen zu und durch"!?!

Warum tun sich die Mächtigen in der Politik so schwer, dem Regelwerk des Euro neue Kriterien oder einen neuen Paragrafen beizufügen ... den des „Rauswurfs" nämlich!

Man kann und darf als Politiker eines jeweiligen Mitgliedslandes der Euro-Zone doch nicht immer davon ausgehen, dass beim nächsten schwächelnden Euro-Mitgliedstaat dann wieder die anderen in die Bresche springen und die Suppe auslöffeln, indem sie sich selbst dann mit Milliarden und aber Milliarden tiefer und tiefer verschulden und die eigene Kriterien der Neuverschuldung unterlaufen!

Scheint ja fast so, als hätten wir uns da eine Art Trojanisches Pferd ins Land geholt.

So schön kann ein Griechenland-Urlaub dann doch gar nicht sein, wenn uns als Deutsche bei einer etwai-

gen Verweigerung eines Hilfspaketes für Griechenland dann Boykottaufrufe von deutschen Produkten
oder gar Klagen am Internationalen Gerichtshof über
Reparationszahlung angedroht wurden!

Wenn die glorreichen Gründungsväter des Euro schon
keine Rausschmiss-Kriterien wegen Nichteinhaltung
der Mitgliedsbestimmungen vorgesehen haben, vielleicht sollte man dann einmal ernsthaft über eine
eigene Kündigung der Mitgliedschaft nachdenken!

Ihr Vereinspräsident und Kassenwart würde auch keinen Spaß verstehen, wenn Sie in die Portokasse
langen würden und sich von den Geldern anderer
Mitglieder und Kollegen ein schönes Leben machen
würden. Und so wie die Griechen, die in all den Jahren die aus Brüssel geflossenen Subventionsmilliarden
für Pensionszahlungen und andere Leckereien ver-
wendeten und sich das Leben versüßten, als lebten sie
im Schlaraffenland!

Hier würde Ihnen als Vereinsmitglied ganz einfach
die Kündigung als Einschreiben mit Rückschein zuge-
stellt. Ist eben doch besser, man geht auf Nummer
sicher!

Für Deutschland und für uns Deutsche trifft eine solche Entscheidungen natürlich die jeweilige Bundes-

regierung und hier natürlich in erster Linie der Bundeskanzler oder die Bundeskanzlerin!

Wie ist es in der Eidesformel, Artikel 56 und 64 des Grundgesetzes zur Amtseinführung des Bundeskanzlers doch so zutreffend formuliert:

„Ich schwöre, dass ich meine Kraft dem Wohle des deutschen Volkes widmen, seinen Nutzen mehren, Schaden von ihm wenden, das Grundgesetz und die Gesetze des Bundes wahren und verteidigen, meine Pflichten gewissenhaft erfüllen und Gerechtigkeit gegen jedermann üben werde."

Hoppla!

Klar! Ist das Kind erst einmal in den Brunnen gefallen, ist das Geschrei dann groß und so wird dann überall nach Lösungen und Auswegen aus der Misere gesucht.

Da wird dann im Parlament gewettert was das Zeug hält und nach Kräften versucht, dem anderen den „Schwarzen Peter" unterzujubeln!
Da kann Herr Westerwelle als Bundesaußenminister und Vizekanzler noch so sehr eine Schuldenbremse für die Euro-Zone fordern, oder Herr Schäuble als Finanzminister einen EU-Währungsfond planen.

Selbiges ändert doch nichts an der Problematik, dass gemunkelt wird, über andere Euro-Mitgliedsstaaten wie Italien, Spanien oder Portugal schwebt auch schon das Damoklesschwert Griechenlands!

Schauen wir mal, ob Herr Westerwelle wie angekündigt umfangreiche Änderungen im Regelwerk der Europäischen Währungsunion durchsetzen kann, so wie er zum Beispiel die Mehrwertsteuerbefreiung für die Hotelbranche durchsetzen konnte, und wie diese Änderungen dann letztendlich aussehen werden.

Für das Hotelgewerbe ging es ja auch … also Herr Westerwelle … Augen zu und durch, denn es kann ja nur besser werden. Und sicherlich ist das Wohlergehen Deutschlands doch höher zu bewerten als die Mehrwertsteuerinteressen der Hotelindustrie … oder?

Wie dem auch sei und was immer die Zukunft des Euro auch bringen mag!

Warum tun sich die verantwortlichen Politiker eigentlich so schwer, der Wahrheit ins Auge zu sehen! Ist es denn so schamhaft gegenüber uns Deutschen und dem Wähler, Fehler der Vergangenheit einzugestehen?

Oder will man ganz einfach nicht die Suppe auslöffeln, welche die eigenen Vorgänger in Amt und Würden eingebrockt haben, und verschiebt selbiges ganz einfach auf die nächste Regierungs-Mannschaft oder seinem Nachfolger auf der Regierungsbank.

Ist ja zu einfach, die nachfolgenden Generationen dafür geradestehen zu lassen und am Ende die Zeche für die Fehler vorangegangener Generationen bezahlen zu lassen!

Nur keine Sorge liebe Politiker ... für`s sogenannte „Aussitzen" der Problematik und anderweitige Fehlentscheidungen bekleckern Sie sich sicherlich nicht mit Ruhm und Ehre. ... und ganz bestimmt werden sie dafür nicht das Bundesverdienst-Kreuz verliehen bekommen!

Hier werden dann zum Glück die kommenden Generationen selbst entsprechende Kommentare und Bewertungen in die Geschichtsbücher niederschreiben dürfen!

Der „Euro" wird sich so oder so in die Geschichtsbücher einschreiben!
Wird der Ruf zur Beendigung dieses leidseligen Kapitels „Euro" doch immer intensiver, und der Ruf zur Wiedereinführung der guten alten D-Mark immer lauter!

Seien wir doch einmal ehrlich! Was hat uns am Ende der Euro denn Gutes gebracht? Ziehen wir heute ein gnadenloses Fazit, würde die Schlagzeile folgendes Motto führen:

„Außer Spesen nichts gewesen"!

Haben die damals verantwortlichen Politiker doch eine der härtesten Währungen der Welt den „Dolchstoß" versetzt, nur um sich auf ein riskantes und waghalsiges Spiel nach Selbstverwirklichung einzulassen, und um somit das eigene Ego zu befriedigen.

Sollten wir uns denn nicht vielmehr die Frage stellen, ob Deutschland wirklich auf „Gedeih` und Verderben" auf der untergehenden „Titanic" ausharren muss?

Denn nichts anderes als ein untergehender Titan ist der Euro-Raum letztlich. Die Mächtigen der Politik wollten sich mit dem Euro selbst verwirklichen und ein Denkmal setzen …immer mehr und immer größer, jedoch bedeutet immer größer nicht automatisch auch immer besser!

Heute die finanziellen Probleme Griechenlands und vielleicht schon morgen die von anderen schwächelnden Euro-Mitgliedsstaaten, wie Irland, Portugal, Spanien oder Italien.

Und da der deutsche Wirtschaftsraum noch immer der stärkste und produktivste unter den EU-Mitgliedsstaaten ist, müssen wir Deutschen nach selbigen Euro-Vertrags-Regelwerk stets in die Bresche springen und das größte finanzielle Hilfspaket schnüren und übernehmen!

Aber wer wird einmal uns Deutschen helfen und finanziell zur Seite stehen, sollte der „Wirtschaftsriese" Deutschland einmal ins Wanken geraten?

Welcher Zahlmeister wird uns dann helfen und zur Seite stehen?

Erst dann werden wir verwundert feststellen, dass das Ganze doch eben kein Monopoly-Spiel, sondern am Ende vielmehr doch bittere Wahrheit ist und der Realität entspricht!

Hoffentlich sehen die mächtigen Politiker unseres Landes der Wahrheit baldigst ins Auge, denn ein Ende mit Schrecken ist immer noch besser als ein Schrecken ohne Ende!

Ein Chefbuchhalter eines großen Industrieunternehmens würde bei der Bilanzierung dem Vorstandsvorsitzenden nichts anderes als einen Austritt ans Herz legen, denn sogenannte „rote Zahlen"-Verluste sehen in der Jahresbilanz nicht gut aus!

Gehen wir also einmal davon aus, dass der Bundesfinanzminister seiner Chefin die korrekten Zahlen auf den Tisch legt … und am Ende man dann der bitteren Wahrheit ins Auge schaut.

Also sehr verehrte Frau Bundeskanzlerin!

Bitte erinnern Sie sich an die Eidesformel, welche Sie zur Amtseinführung abgelegt haben und **mehren das Wohl des deutschen Volkes**, denn manchmal kann ein Austritt mehr als hilfreich sein, und letztlich auf jeden Fall billiger, als am bitteren Ende dann die Zeche für alle zahlen zu müssen!

VI.   Lieb` Vaterland ... magst „ruhig" sein?!?

Oftmals klingt es, als wäre alles ganz einfach und der Himmel hänge voller Geigen!
Dann ist es eben nur wichtig, dass man in der gleichen Tonlage spielt ... Beethoven wäre begeistert ... „Freude schöner Götterfunke"!

Aber so schnell schießen die Preußen dann eben doch nicht, selbst wenn Friedrich der Große als sogenannter „Soldatenkönig" uns Deutschen für Jahrhunderte den Gehorsam beigebracht und eingetrichtert hat.

Dank immer neuer Technologien und Errungenschaften wird die Welt immer kleiner, und neben Google, Twitter, Facebook und anderen Hightech-Verbindungen besinnt man sich in Deutschland dann wieder der deutschen Sprache.

Jawohl! ... die Deutsch-Offensive ist angesagt!

Denn nicht nur Guido Westerwelle und Günther Oettinger, auch Peter Ramsauer stehen mit der englischen Sprache auf Kriegsfuß und so sollen auf Geheiß des Ministers im Verkehrsministerium alle „Anglizismen" abgeschafft werden.

„Anglizismen", Herr Ramsauer, kommt übrigens aus dem Lateinischen …

…aber macht ja nix!!!

Es ist doch auf eine Art und Weise ganz schön, dass dann aus „Travel Management" wieder Reiseplanung wird und aus „Task Forces" wieder Arbeitsgruppen werden.

Lassen wir uns also überraschen, ob wir Deutschen so dem internationalen Wettbewerb standhalten oder gar Paroli bieten können.

Wenn wir uns das dann einmal so richtig überlegen, da wird also in der EU-Verwaltung in Brüssel nicht wie landesüblich auf Französisch, sondern auf internationaler Ebene und mit internationaler Sprachlösung, also auf Englisch kommuniziert. Nun ja, sehr verehrter Herr Oettinger, da kamen Sie in Ihrem „Bundesländle" mit Schwäbisch ja noch ganz gut weg.

Als EU-Energiekommissar bleibt Ihnen aber keine andere Möglichkeit, als die eines Sprachkurses … eben um der englischen Sprache mächtig zu werden!

Wie das Leben dann eben oftmals so spielt. Gleicht doch in einer Art und Weise einem Schildbürger-Streich …oder?

Ist es da nicht umso verwunderlicher, dass Deutschland nach einer Umfrage der internationalen Völkerfamilie 2009 das beliebteste Land auf der Welt war?

Und so sehen unter anderem mehr als 59 Prozent der Befragten in aller Welt auch den internationalen Einfluss Deutschlands auf die Weltpolitik als positiv an.

Diesen Titel holten wir übrigens nach 2008 zum zweiten Mal in Folge … wird eben nur nicht so stark vermarktet wie der Titel eines "Fußballweltmeisters" … schade eigentlich!

So gibt es in der weltweiten Völkerfamilie eben Nationen, die uns Deutsche mehr, und andere, welche uns weniger mögen. Am wenigsten mögen uns nach diesen Umfragen die Pakistaner (nur 13 Prozent). Wer glaubt, Deutschlands gute Werte kämen gerade aus der muslimischen Welt, der irrt gewaltig! Die wenigsten Freunde haben wir, außer unter den Indern (22 Prozent), ausgerechnet in der Türkei (33 Prozent). Scheint fast so, als möge man uns am wenigsten dort, wo man uns am besten kennt.

Genau das kann aber nicht sein, denn unsere größten Fans wohnen ausgerechnet nebenan, nämlich in Frankreich (84 Prozent positive Bewertungen).
Kaum zu glauben! Und so schätzt man uns neben den Franzosen nur noch in einem anderen fernen Land ähnlich hoch ... in Südkorea mit 82 Prozent.

Goethe und Schiller, Bach und Beethoven waren eben doch Klasse, sodass wir selbst heute noch von ihren Meisterwerken profitieren können ... alte Schule eben!

Aber warum wurde uns eigentlich immer so diszipliniert beigebracht „ruhig" zu sein?

Und warum nicht einmal so richtig aus der Haut fahren? Muss man denn immer alles schlucken und ach so sang- und klanglos hinnehmen. Dinge die einen jeden Einzelnen von uns betreffen und uns täglich so sehr berühren und unter die Haut gehen!

Schaut man mal so aus der Ferne, dann wird einem viel detaillierter und augenscheinlicher bewusst, dass jeder Tropfen in den vergangen Jahren das Fass füllte, welches nunmehr überzulaufen droht!

Die Themenliste ist lang!

Ganz egal, ob es die katholische Kirche mit ihrem Missbrauch an Kindern oder die drohende Erhöhung des Solidaritätszuschlages ist.

Um die Kirche mal im Dorf zu lassen! Hat denn nur die katholische weggeschaut und Priester versetzt, wenn gemunkelt wurde und Vorwürfe laut wurden?

Was haben wir denn getan … haben wir als Bürgen denn nicht auch einfach nur weggeschaut? Warum haben wir an Elternabenden und Stammtischen denn nicht die Initiative übernommen. Betroffene Kinder hatten sich doch schon vor mehr als 20 Jahren ihren engsten Vertrauten zugewandt… müssen wir uns als Eltern, Brüder oder Schwestern, Freunde und Verwandte, Lehrer und Vertraute denn nicht alle schämen, dass wir das Flehen der Betroffenen haben so einfach im Wind verhallen lassen?

Jetzt! … ja jetzt wird klar Schiff gemacht und Köpfe rollen selbst in Bischofsämtern!
Mit dem Finger auf andere zu zeigen ist einfach, denn diese Selbsterkenntnis kommt bekanntlich viel zu spät! Müssen wir den Finger denn aber nicht auch auf uns selbst richten?

Haben wir als mündige Bürger, egal welchem Glauben wir angehören, denn nicht alle auf die eine oder andere Art versagt? Stolz können wir darauf sicherlich nicht sein … ist doch auch zu einfach … das „einfach wegschauen" nämlich … nur vergessen macht es dann eben doch nicht, und so ist die Vergangenheitsbewältigung dann oftmals umso schmerzvoller!

Ist es nicht Zeit, einmal die kommenden Generationen „selbstbewusster" zu erziehen?
Kommende Generationen? Welch glorreiches Unterfangen; ist Deutschland bei den Geburten doch EU-Schlusslicht, denn in keinem anderen EU-Land kommen auf die Bevölkerungszahl bezogen so wenig Kinder zur Welt wie in Deutschland. Pro 1000 Einwohner wurden im Jahr 2009 nur 8,2 Kinder geboren.

Das eine oder andere Mal sind Statistiken und deren Fakten dann eben doch nicht von der Hand zu weisen. Und so gab es im Jahr 2009 gegenüber 844.000 Sterbefällen nur 675.000 Geburten zu verzeichnen … alarmierende Zahlen!

Aber in anderen Ländern geht es doch auch! So liegt die Geburtenrate in Großbritannien bei 12,9 Prozent, in Frankreich bei 13 Prozent und in Irland als Spitzenreiter bei 16,9 Prozent.
Und das liegt sicherlich nicht alles allein beim guten Wein oder beim schlechten Wetter!

Wo also liegt unsere Kompetenz, liebe Landsleute?

Sicherlich nicht im Vertrauen auf die Politik, denn hier sprechen wir jüngsten Umfragen zufolge selbst Bundeskanzlerin Merkel ihre Führungskompetenz ab. So sprechen 63 Prozent der Befragten einer Emnid-Umfrage der Bundeskanzlerin die Führungskompetenz ab.

Aber da sitzt die Bundeskanzlerin nicht allein im Boot, denn der beliebten Sonntagsumfrage zufolge verliert die Union insgesamt an Punkten und Umfrageergebnissen und auch die FDP ginge bei einer momentanen Neuwahl sozusagen den „Bach" runter. Einzig die SPD könnte knapp an Prozentpunkten dazugewinnen und die Grünen blieben in den Umfragen gleich.

In der FDP hat demzufolge schon die „Guidodämmerung" begonnen!

Dabei hatte es in den letzten Jahren für die FDP doch so gut ausgesehen. Stetig steigende Umfragewerte und ebenso Zugewinne bei den Wahlen auf Landes- und Bundesebene. Die FDP war klar im Aufwind und konnte die Karte des „Königsmachers" bei den letzten Bundestagswahlen geschickt ausspielen.

Die Koalition aus CDU/CSU und FDP fand nach den Bundestagswahlen im September 2009 schnell zueinander und so hieß der neue Vizekanzler und Außenminister der Bundesrepublik Deutschland dann also Guido Westerwelle … welch Musterkarriere!

Heute steht die FDP gemeinsam mit ihrem Parteivorsitzender Guido Westerwelle einen Schritt vor dem Abgrund … und morgen ist man dann vielleicht schon einen Schritt weiter. Musste man sich doch von allem verabschieden, was einem sozusagen „Lieb und Teuer" war … ganz abgesehen von den fabulösen Wahlversprechungen vor der letzten Bundestagswahl.

Mit einem lauten Donnerhall wurde man allzu abrupt in die gnadenlose Realität des wirklichen Lebens zurückkatapultiert … aus der Traum!

Mussten Parteimitglieder und Wähler mit ansehen, wie ein Wahlversprechen nach dem anderen von der Kanzlerin einkassiert wurde.

Steuererleichterungen? Nicht finanzierbar … stattdessen stehen uns Deutschen wohl vielmehr gnadenlose Kürzungen im Sozialwesen und sogar Steuererhöhungen ins Haus.

Hoffnungs- und Reformträger der sogenannten neuen FDP und deren Programme mussten kapitulieren …

… jegliche Hoffnung dahin!

Keine Rede mehr von sogenannten Programmen, Reformen und Kopfpauschalen der jungen Hoffnungsträger der FDP. Stattdessen geht es nunmehr um den nackten Machterhalt und der Mehrheitssicherung im Parlament … alles hat eben seinen Preis!

„Macht" macht eben nicht nur sexy, sie macht auch käuflich!

Vergessen sind die Wahlversprechungen von **Steuergerechtigkeit** … versteht man eigentlich in den eigenen Reihen die Welt noch? Jetzt, wo man in der Regierung ist, wird alles nur noch zur Hypothek!
Mit reinem Populismus und „spätrömischer Dekadenz" kommt man heute nicht mehr sehr weit.

Wie vielversprechend wetterte die FDP im Wahlkampf gegen die sogenannte „bezahlte Faulheit" … und wie war das noch mit dem Wahl-Slogan? … sollte sich Arbeit nicht wieder lohnen?

Im Wahlkampf versprachen Union und FDP Korrekturen in der Sozialpolitik. Heute hat man darauf keine Antworten mehr, sondern geht nur noch mit Streichungen ans Werk.

Welch schöne soziale Gerechtigkeit, wenn man nur den Schwachen in die Tasche greift, da man sich an das Geld der „Reichen" nicht herantraut!

Die Rücklagen der sogenannten „reichen Oberschicht" mehren sich stetig.
Von den gemachten Wahlversprechungen, wie z.B. das „Schonvermögen" für „Hartz IV" zu verdreifachen, ist heute keine Rede mehr … in der FDP herrscht eben wirklich die Guidodämmerung!

Dämmern tut es mittlerweile aber auch der Mittelschicht, dem sogenannten Rückgrat der deutschen Wirtschaft. Dahingehend eben, dass sich „ehrliche Arbeit" nicht immer lohnt und so sucht man nach Wegen und Einnahmequellen, um sein privates Budget aufzubessern.

Die Schwarzarbeit boomt!

Wie immer, so steigt in Zeiten der Krise die Schwarzarbeit stark an. Experten prognostizieren für 2011 ein Ansteigen der Schwarzarbeit auf etwa 355 Milliarden Euro! Als Hauptgrund dafür wird die Wirtschaftskrise genannt, denn nur so können Lohnausfälle, bedingt durch Kurzarbeit und Arbeitslosigkeit, ausgeglichen werden.

In Deutschland schätzt man die Zahl der Schwarzarbeiter auf ungefähr 10 Millionen Menschen. Und hier spricht man nicht nur von Arbeitslosen oder Kurzarbeitern, sondern zu diesen 10 Millionen zählen eben auch Arbeitnehmer und sogar Selbstständige, welche versuchen, mit der „Schwarzarbeit" als sogenannter Nebeneinkunft die Einkommensverluste auszugleichen.

Man höre und staune, dass zu dem Personenkreis, welcher sogenannte Dienstleistungen anbietet, eben nicht nur Putzfrauen oder Handwerker wie Maurer, Fliesenleger oder Elektriker zählen, sondern auch Architekten und sogar Rechtsanwälte „nebenbei" ihre Dienste anbieten!

Vielleicht wäre die Bundesregierung ja gut damit beraten einmal über eine Erhöhung des sogenannten "steuerlichen Absatzbetrages für haushaltsnahe Dienstleistungen" nachzudenken, anstatt eine erneute Erhöhung der Mehrwertsteuer ins Auge zu fassen!

Eine Erhöhung dieser steuerlichen Freigrenze für haushaltsnahe Dienstleistungen würde dann ja vielleicht die Zahl der Schwarzarbeit drücken. Sicherlich steht es doch wohl außer Frage, dass eine befürchtete Mehrwertsteuererhöhung die Situation gar noch verschlimmern könnte!

Von sogenannten Heldentaten ist die Bundesregierung momentan weit entfernt. Stattdessen rühmt man sich damit, dass das Kabinett das sogenannte „Leerverkaufs-Verbot" durchgebracht hat, um somit für die Zukunft riskante Börsenwetten auszuschließen.
Aber bringt das auch Einnahmen in das Steuersäckel?

Warum beschließt man nicht, die während der Bankenkrise aus Steuermitteln geflossenen Hilfs-Milliarden zurückzufordern, denn schließlich sind deutsche Banken und Kreditinstitute ja wieder in der Lage, der Aufsichts- und Vorstandsetage das Leben mit Bonuszahlungen und Extravergütungen zu versüßen!

Mit dem sogenannten Leerverkaufs-Verbot bekommt man die geflossenen Hilfsmilliarden sicherlich nicht zurück!
Ist doch noch gar nicht so lange her, da rühmte man sich beim Unterzeichnen des schwarz-gelben Koalitionsvertrages noch mit milliardenschweren Steuerentlastungen.
Das Knallen der Sektkorken ist verhallt und das Funkeln des Feuerwerkes am Berliner Nachthimmel nur noch „Asche und Rauch".

Heute stehen vielmehr milliardenschwere Steuererhöhungen bzw. Vergütungsstreichungen für Otto Normalverbraucher auf dem Tagesplan.

Aber wo her nehmen, wenn nicht stehlen? Glücklicherweise kann man einem Nackten nicht mehr in die Tasche greifen, denn so kommen wir Deutsche uns doch mittlerweile schon vor.
Oder doch?

Haben die letzten Bundesregierungen uns Deutschen doch schon beizeiten die Hosen herunter gezogen, um so an unser **„Bares"** zu kommen!

Beim Unterzeichnen des Koalitionsvertrages setzte man noch auf Steuererleichterungen und auf eine Entlastung der Sozialkassen. Schwarz-Gelb wollte damit auf den Pfad von Wachstum setzen. Scheint so, als hätten alle während der Krisen wohl auf das falsche Pferd gesetzt.

Zu Anfang der Koalition setzte Bundesfinanzminister Schäuble für 2011 noch auf Steuersenkungen von bis zu 24 Milliarden Euro. Heute muss er sich bemühen Wege und Mittel zu finden, um bis zum Jahr 2014 sage und schreibe 80 Milliarden Euro durch Streichungen im Sozialsystem einzusparen … koste es was es wolle!
Armes Deutschland … wie lange wollen wir dem eigentlich noch tatenlos zuschauen?
Schon die 100-Tage-Bilanz der schwarz-gelben Bundesregierung viel miserabel aus.

Vielleicht sollte man sich lieber verkneifen eine Art „Zwischenzeugnis" anzuschauen, wollte man nicht allzu unsanft auf den Boden deutscher Realität zurückgeholt werden!

Da muss nun eingestrichen und eingespart werden, was das Zeug hält, und so wird das Sparpaket zunehmend zur Belastungsprobe für die Koalition. Die Opposition reibt sich die Hände ... Alternativen und Wege aus der Krise haben aber auch sie nicht anzubieten!

Ist doch seltsam! So stellte Ex-Verteidigungsminister zu Guttenberg schon frühzeitig die Idee einer Streichung der Wehrpflicht zur Diskussion in den Raum, wurde hierfür von Kanzleramtsminister Pofalla beschimpft und letztlich von der Bundeskanzlerin gestoppt.
Nur kurze Zeit später war selbige Idee kein Tabuthema mehr, und so wird die allgemeine Wehrpflicht voraussichtlich schon bald abgeschafft, man wird dann wohl oder übel auf eine Berufsarmee umsatteln werden.

So kommt man dann ja gegebenenfalls aus der Tretmühle und den Vorwürfen heraus, dass die Bundeswehr mittlerweile eine Unterschichtenarmee ist. Wohin ist man denn nur gekommen, wenn selbst

Professoren der Bundeswehruniversität beklagen, dass in der Bundeswehr eine Art „Ossifizierung" herrscht!?

Mittlerweile kann man es nicht mehr hören **und steigt schon jeden Morgen mit neuen Angstgefühlen aus dem Bett** ... was dieser Tag wohl an neuen Hiobsbotschaften bringen mag, denn auf lange Sicht ist uns Deutschen nichts mehr sicher ... und den Politikern nichts mehr „heilig"!

Frei nach dem Motto: „Immer auf die Kleinen" und ran an die Geldbörse der Mittelschicht, auch wenn Wirtschaftsgremien der aktuellen Bundesregierung anraten, den sogenannten Spitzenverdienern ihren Beitrag leisten zu lassen.

Nur gut, dass man so geschickt mit Worten spielen kann ... aber ob diesbezüglich auch Taten folgen werden?

Oder stehen am Ende dann doch nur eine erneute Steuererhöhung und vielleicht die Erhöhung des Solidaritätszuschlages ins Haus, welche dann wieder den kleinen Mann auf der Straße am härtesten treffen werden?

Und so rechnen Konjunkturforschungsinstitute wohl spätestens für 2013 mit höheren Steuern, wenn nicht bereits im Jahre 2012.

VII.   Gefährliche Schieflagen

Rezession und Bankenpolitik

Alle Jahre wieder treffen sich die Mächtigsten dieser Welt zum sogenannten G8-Gipfel und dem dann erweiterten G20-Treffen. Im Jahr 2010 stand selbst Musterland und Gastgeber Kanada auf der Kritikliste ganz oben, gab man doch für die drei Tage des Gipfeltreffens in Toronto die sagenhafte Summe von einer Milliarde kanadischen Dollar aus. Bei dieser Summe hatten selbst die sonst so lockeren Kanadier ihr charmantes Lächeln verloren.

Eine astronomische Summe angesichts von weltweiter Rezession und Wirtschaftskrise …
…hatte man in den vorangegangenen 18 Monaten der weltweiten Krise denn gar nichts dazugelernt?

Noch vor wenigen Monaten stellten die Mächtigen dieser Welt die Aufsichtsräte und Vorstände der Banken in ihren Ländern an den Pranger, hatten diese uns doch im vollen Galopp in die weltweite Misere geritten!

Der „American Way of Life" hatte nicht nur die USA sondern die ganze Welt an den Rand einer Weltwirtschaftskrise gebracht. Als letztes Mittel half da nur noch das Anwerfen der Geldpressen, wobei das

Staatsdefizit und die Neuverschuldungen in astronomische Höhen stiegen.

Auch Deutschland war dagegen nicht immun, und so
stellte sich heraus, dass das sonst so kontrollbewehrte
Bankensystem auch bei uns versagt hatte. Einflussrei-
che Banker in den Vorstandsetagen hatten sich mit
gegenseitigen Gefälligkeiten in den weltweit operie-
renden Finanzmärkten und mit nicht abgesicherten
Milliardengeschäften zu weit aus dem Fenster gelehnt
und befanden sich nunmehr im freien Fall.

Auch deutsche Banken und Kreditinstitute waren da
nicht besser als ihre weltweiten Freunde, und so blieb
auch der deutschen Bundesregierung kein anderer
Ausweg, als auch die heimischen Kreditinstitute mit
milliardenschweren Bürgschaften abzusichern, wollte
man einen Exodos oder gar einen totalen Kollaps des
gesamten Finanzwesens vermeiden.

Die Telefondrähte in den Machtzentralen der Welt
liefen heiß, und so bereitete diese neue Art einer
Weltwirtschaftskrise den Mächtigen dieser Welt so
manche schlaflose Nacht.

Tag für Tag kamen neue Hiobsbotschaften ans Licht
und täglich mussten neue Kreditbürgschaften von Vater Staat zugesagt werden, wollte man die eigenen
Banken nicht den Bach runter gehen lassen, also eine

drohende Insolvenz und den Konkurs des Bank- und Finanzwesens abwenden.

Auch in Deutschland waren die Sündenböcke schnell gefunden und wurden an den Pranger gestellt. In Folge dessen kamen Gehälter und Bonuszahlen von Bankern in Vorstandsetagen und Aufsichtsräten deutscher Banken und Kreditinstitute an die Öffentlichkeit, dabei blieb so manch einem auf der Straße die Spucke weg!

Um das Gesicht zu wahren, mussten nunmehr Köpfe rollen …aber selbst fristlose Kündigungen wurden Dank geschickter Verträge noch mit Hunderttausenden von Euro an Entschädigungen wegen „Nichteinhaltung" des Vertrages im wahrsten Sinne des Wortes „versüßt"!

Irgendetwas war doch faul im Staate Dänemark …

… versuchen Sie mal bei einer fristlosen Kündigung auch nur einen müden Euro vom Arbeitsamt zu bekommen. Ihnen wird da wegen Selbstverursachung eine Sperre des Arbeitslosengeldes von mindestens 6 Wochen aufgebrummt … vergessen Sie also einen sogenannten „goldenen Handschlag" … mit Ehrlichkeit kommt man oftmals leider doch nicht sehr weit!
Anlässlich des G8- und G20-Gipfeltreffens in Toronto hatte Bundeskanzlerin Merkel ihre eigenen

„Hausrezepte" im Handgepäck dabei, biss aber bei den anderen Mitgliedern mit ihren Ideen auf Granit.

Die USA und Europa fanden kein gemeinsames Rezept und so beschloss man, weiter den Weg von „staatlichen Konjunkturpakten auf Pump" zu beschreiten!

Da konnten die Europäer noch so auf den Weg des Schuldenabbaus beharren …
…aber hatte man denn nicht schon lange die gemeinsame Orientierung verloren?

Keiner wollte bei den Verhandlungen sein Gesicht verlieren und so sprach man bei den Pressekonferenzen von einer guten Arbeitsatmosphäre. Im Pressebulletin zum Abschluss vernahm man dann, dass die Diskussionen nicht kontrovers, sondern von gegenseitigem und großem Verständnis geprägt waren!

Was das auf gut Deutsch bedeutet, können Sie sich allein an fünf Fingern abzählen!

Hatten wir die Hiobsbotschaften bezüglich der griechischen Euro- bzw. Wirtschaftskrise gerade verdaut, da versetzte die spanische Bankenkrise sowie die irische Finanzkrise Europa erneut in Angst und Schrecken.

Schnell war man in den Hauptstädten Europas wie auch in Brüssel tatkräftig darum bemüht, den Schaden in Grenzen zu halten und selbige Bankenkrise in Spanien herunterzuspielen. Auch die Bundesregierung in Berlin dementierte Spekulationen über mögliche Finanzhilfen aus dem sogenannten Euro-Rettungs-Schirm.

Nur gut, dass Papier so geduldig ist und es sich so schön mit Worten spielen lässt, und so verkündete der Sprecher des Bundesfinanzministeriums, dass die Hilfsmaßnahmen für Madrid nicht auf der Tagesordnung ständen. Die Bedingungen für die Mobilisierung des Rettungsschirmes seien Zahlungsschwierigkeiten eines Eurolandes und die Gefährdung des Euro insgesamt, so der Sprecher des Bundesfinanzministeriums!

Mit welchen Scheuklappen laufen unsere Politiker eigentlich durch das tägliche Leben?

Da verliert der Euro innerhalb kürzester Zeit knapp 25 Prozent seines Wertes und da werden Handel und Notierungen spanischer Werte an den europäischen Börsen ausgesetzt; trotz allem glaubt man durch „Schönreden" und anderer Wortspielereien die Wirtschaftskrise im Euroraum einfach wegreden zu können!

Nun ja... offiziell verlautete es aus der EU-Kommission beziehungsweise aus dem Büro des EU-Wirtschaftskommissars Olli Rehn: „Es gibt keine Bitte und es gibt keinen Plan, irgendeine Finanzhilfe einem Staat zu geben! ... Ende des Zitates!

Schaut man sich da die täglichen Nachrichtensendungen an, so hört man etwas ganz anderes ....
Verstehen Sie die Welt eigentlich noch?

Denn auch die „Frankfurter Allgemeine Zeitung" hatte unter anderem berichtet, dass die Länder der Europäischen Union sich darauf vorbereiten, Spanien mit Krediten aus der sich verschärfenden Finanz- und Schuldenkrise zu helfen. Der Sprecher des Berliner Bundesfinanzministeriums betonte dagegen, die Bundesregierung sehe keinen Handlungsbedarf!

Also frei nach dem Motto ... Nur schön Stille halten ... vielleicht sieht die Welt ja morgen schon ganz anders aus.

Kaum zu glauben, aber wahr!

Scheuklappen-Mentalität in wahrster Perfektion. Beim Eiskunstlaufen gäbe es dafür von allen Preisrichtern durch die Bank die Traumnote 6,0 ... Kür in vollster Eleganz!

Zur Ehrenrettung Spaniens sei angemerkt, dass man gerade in Madrid, mehr als in anderen europäischen Staaten, alle Anstrengungen unternimmt, um mit einer wahrhaften Konsolidierungswelle in der Banken-Branche sowie mit einer Reform des Arbeitsmarktes versucht, das schlingernde Staatsschiff wieder auf Kurs zu bringen.

Und so stehen nicht nur in Spanien, sonder überall im EU-Wirtschaftsraum die Lockerung des Kündigungsschutzes und eine Reform des verkrusteten Arbeitsmarkts auf der Agenda.

Nach Einschätzungen des IWF (Internationaler Währungsfonds) beeinträchtigt die bisherige Situation auf dem europäischen Arbeitsmarkt die internationale Wettbewerbsfähigkeit Europas!

Immerhin schwören Merkel und Sarkozy ja auf eine EU-Wirtschaftsregierung!

Noch mehr Bürokratie, Verwirrung und Geldverschwendung also. Schildbürgerstreiche auf höchstem Niveau.
Lernen unsere Politiker den niemals dazu, als nur stetig mehr Kosten und weniger Effizienz zu verursachen?

Reden wir doch einmal Tacheles!

Langsam kann man es doch nicht mehr hören, jeden Tag neue Horrornachrichten.

Mit der Euroeinführung im Jahr 2002 wurde uns die Hälfte unseres sauer verdienten Geldes genommen, und wenn in Berlin nun nicht endlich einmal ordentlich gearbeitet und geschaut wird, wohin das Schiff EU steuert, dann bleibt uns von der Hälfte nicht einmal mehr die die Hälfte!

Ist denn keiner unserer Damen und Herren Politiker in der Lage, die Gefahren, welche in und mit der Europäischen Union entstanden, richtig einzuschätzen?

Seit Jahrzehnten kennt man die Probleme des europäischen Nord-Süd-Gefälles und das einzigste was die europäischen Arbeitsgruppen feststellen und einschätzen können, ist die Tatsache, ob eine Banane oder eine Gurke krumm oder gerade sein muss!

Was tun die Abgeordneten in Brüssel eigentlich?

Darauf achten, dass Bio-Produkte aus China in heimischen Supermärkten klassifiziert werden. Da kann man doch nur lachen … die Bauern in China wissen gar nicht was Bio eigentlich bedeutet. Da wird gespritzt und gedüngt auf Teufel komm raus!

Schindluder mit dem hart erarbeiteten Steuergeldern treiben … ja darauf versteht man sich in Berlin und

Brüssel. Zum Regieren bleibt bei all der Bürokratie doch gar keine Zeit mehr!

In den Jahren des Wirtschaftswunders vertraute man noch auf das Wort unserer Politiker. In selbigen Jahren fingen wir Deutsche wieder an, etwas auf die hohe Kante zu legen … Staatsanleihen waren angesagt und zahlten sich nach Jahren sehr üppig mit Zinsen aus.

Heute raten freie und unabhängige Wirtschaftsexperten sogar von Staatsanleihen ab, denn selbst die EZB (Europäische Zentralbank) knickte ein und druckt Geld gegen die Krise.

So sieht also die Wahrheit aus!

Die Schuldenkrise in der Eurozone zwingt auch die Währungshüter zu ungewöhnlichen Schritten. Die Europäische Zentralbank knickte aus Furcht vor einem Zerfall der Eurozone ein.
Nur eine Woche nachdem EZB-Chef Jean-Claude Trichet gegen frühere Aussagen ankündigt hatte, griechische Anleihen auch mit schlechter Bonität als Sicherheit anzunehmen, geht er jetzt noch einen Schritt weiter.
Um die Märkte am Leben zu halten, will die EZB in Zukunft zur Not auch Anleihen von hoch verschuldeten Euro-Staaten ankaufen.

Vielleicht sollten Sie das mal bei Ihrer eigenen Bank oder dem Kreditinstitut versuchen …
…viel Glück auch.

Mit gleicher Thematik fällt also ein weiteres Tabuthema in der Geldpolitik!

Die EZB verteidigte den jetzt möglichen Ankauf damit, dass ihre Aufgabe, die Preise stabil zu halten, nur bei funktionierenden Märkten möglich sei, und grundsätzlich ändere sich nichts an den geldpolitischen Zielen der EZB!

Ist ja gut gemeint, sieht in der Realität jedoch ganz anders aus, denn in Wahrheit haben die Europäische Zentralbank, die FED Notenbank der USA, die Bank of England, die kanadische Zentralbank und die Schweizerische Nationalbank nämlich den Deal gemacht, gegenseitige Währungstauschgeschäfte anzunehmen!
Solch ein Ankauf von Staatsanleihen ist eine umstrittene Maßnahme. Sie sorgt auf der einen Seite dafür, dass die Risikoaufschläge für die kriselnden Länder fallen und erleichtert es beispielsweise Griechenland, sich Geld an anderen Kapitalmärkten zu beschaffen.

De Facto bedeutet dieses jedoch nichts anderes als das Anwerfen der Gelddruckmaschinen, weil die Notenbanken dem Staat dadurch Kredite gewähren und sich die Geldmenge erhöht!

Vertraut man den Analysten der Bank of Scotland, so werden durch die Eingriffe der EZB das Mandat und die Unabhängigkeit der Notenbanken in Frage gestellt.

Zwar kann die EZB nach Aussage von Lutz Karpowitz, dem Devisenstratege der Commerzbank, mit dem Kauf von Staatsanleihen die Ansteckungsgefahr für weitere EU-Mitgliedsländer zunächst effektiv bekämpfen.

Auf der anderen Seite ist der dadurch verbundene Reputationsverlust der Bankenwelt ein bleibender Gesamtschaden und sicherlich nicht außer Acht zu lassen!

Europa und seine Mitgliedsstaaten also. Und Deutschland, als Zahlmeister der Europäischen Union fest vor den Karren gespannt.

Armes Deutschland, was haben wir nur aus dir gemacht!

Zum Regieren verdammt, müssen wir unsere Damen und Herren Politiker fast bedauern, dabei bleibt ihnen zum Regieren doch fast gar keine Zeit mehr.

Und zum anderen sind in irgendeinem Bundesland alle paar Monate Wahlen; um diese zu gewinnen werden durch die Bank von allen Parteien Wahlversprechungen gemacht, bei denen sich die Balken nur so biegen.

Ist es doch noch gar nicht so lange her, da versprachen die Grünen mit dem Fahrrad zur Arbeit, also ins Parlament zu fahren ... hahaha ... auch sie benutzen heute breit lächelnd 25 Liter schluckende Luxuskarossen der Fahrbereitschaft des Bundestages.

Und die Linken schaukeln sich gegenseitig in den Schlaf, indem sie versprechen, den Sozialstaat noch sozialer zu machen ... aber woher nehmen, wenn nicht stehlen!

Und die Kommentare von SPD, der CDU und der FDP werden von Tag zu Tag geschwollener. Irgendwann passen denen die eigenen Anzüge nicht mehr, so aufgeblasen versucht man dem anderen den schwarzen Peter unterzujubeln und weiß selbst doch alles am besten!

Vielleicht sollte man mal ernsthaft darüber nachdenken, die Landtagswahlen alle zum gleichen Datum, exakt ein Jahr nach den Bundestagswahlen abhalten zu lassen.

Dann könnten wir Bürger unsere Damen und Herren Politiker gleich ohne Trug und Tadel für die leeren Wahlversprechungen abstrafen, und letztlich bliebe sogar mehr Zeit zum Regieren, da man sich dann wesentlich sorgfältiger an die Arbeit machen würde …

So ganz ohne Blabla nämlich!

Wirtschaft und Sparkurs

Das Deutsche Institut für Wirtschaft (DIW) warnt vor einer tiefen Spaltung der Gesellschaft. So werden Reiche immer reicher und Arme immer ärmer.

Wo soll das denn nur hinführen? … werden sich viele fragen … ein Loch ohne Boden!

Um auf der einen Seite die explodierenden Kosten des Staatsapparates zu decken und um auf der anderen Seite das enorme Defizit im Bundeshaushalt auszugleichen, ist der Bundesfinanzminister im Auftrag seiner Chefin nun auf der Suche nach neuen Einnahmequellen.

Sicherlich würden wir fern jeglicher Realität leben, wenn wir glauben würden, dass wir ohne Steuererhöhungen davonkommen würden.

Die Frage ist nur die, wie und in welcher Art und Weise uns die Steuererhöhungen treffen werden. Als weiche Bauchlandung, also scheibchenweise alle paar Monate eine anderweitige Erhöhung, oder als ein Volltreffer, einem Kometeneinschlag gleich!

Lassen wir uns also ganz einfach überraschen.

Im Gespräch ist unter anderem eine Erhöhung des Solidaritätszuschlages von derzeit 5,5 Prozent auf dann saftige 8,0 Prozent. Solidarisch für alle soll es eben doch schon sein!

Die wohlsituierte Oberschicht lacht sich darüber doch einen Ast. Für die normal verdienende Mittelschicht bedeutet dies jedoch, den Gürtel noch enger zu schnallen. Diät ist also angesagt!

Mit selbigen Mehreinnahmen will das Bundesfinanz-ministerium Informationen der Financial Times Deutschland zufolge das Gesundheitssystem stabili-sieren!

Wie soll das denn gehen?

Da war doch noch was bezüglich des Solidaritätszu-schlages! Ach ja, jetzt dämmert es uns wieder ... ganz grau im Hinterstübchen. Der Solidaritätszuschlag also. Vor nunmehr 20 Jahren ursprünglich nur für ein Jahr geplant, um damit die Kosten des Wiederaufbaus im ehemaligen Osten Deutschland zu finanzieren … dabei sieht es heute in einigen Gegenden des Ruhrgebietes so aus wie damals im ehemaligen Osten.

Dem Solidaritätszuschlag wird es sicherlich noch in 100 Jahren geben. Ähnlich wie die Einführung der Sektsteuer von 1902 … wie schon in einem vorangegangenen Kapitel angemerkt.

Bald können sich sowieso nur noch die Reichen in unserer Gesellschaft eine Flasche Sekt oder gar Champagner leisten.

Und genauso warnt der DIW vor einer tiefen Spaltung der Gesellschaft, in der Reiche immer reicher, Arme immer ärmer werden.

Auf der einen Seite steigt die Zahl der Menschen, die im Luxus leben, und auf der anderen Seite steigt auch die Zahl derjenigen, die mit niedrigerem Einkommen auskommen müssen oder sogar nach den aktuellen Statistiken arm sind! So jedenfalls die Entwicklung und die Statistiken des DIW zwischen den Jahren 2000 und 2009.

Es ist nicht von der Hand zu weisen, dass dieser Trend in der Mittelschicht starke Ängste hervorruft.

Und so macht sich die sogenannte „Statuspanik" in Deutschland breit, in welcher man befürchtet, von der Mittel- in die Unterschicht abzusteigen.

Schauen wir uns die Machenschaften der Bundesregierung an, so verstärkt diese den Trend nur noch, indem sie mit ihrem Sparpaket hohe Einkommen verschont und niedrige Einkommen belastet. Zu einem der engagiertesten Kritiker zählt auch der IG-Metall-Chef Berthold Huber. Seiner Meinung nach präsentiert die Bundesregierung mit selbigem Sparpaket den Menschen in der Krise eine „Milliarden-Rechnung", während die Verursacher Milliardengewinne in ihren Bilanzen ausweisen; die Spekulationen gehen munter weiter.

Für Otto Normalverbraucher wird das Leben Tag für Tag teurer. Egal ob das T-Shirt bei H&M oder das Bier am abendlichen Stammtisch. Und beim Lesen der täglichen Hiobsbotschaften in der Tageszeitung ist es doch auch nicht anders.
So erhöhte zum Beispiel die Mitteldeutsche Zeitung ihre Abo-Gebühren von 1992 bis 2010 um sage und schreibe 223,42 Prozent. Das hat bis dato noch keiner der Abzocker in der Wirtschaft geschafft. Aber über andere Kritiken schreiben … na Bravo!

So müssen in den kommenden Jahren umgerechnet 80 bis 100 Milliarden Euro eingespart werden.

Wer also sind die Gewinner und Verlierer des Sparpaketes?!

Das Sparpaket ist umstritten. Von Anfang an war klar, dass SPD, die Grünen und die Gewerkschaften auf die Barrikaden gehen werden. Doch es gibt durchaus auch kritische Stimmen innerhalb der Regierungskoalition, welche das Sparpaket für unausgewogen halten.

Das Sparpaket trifft vor allem die Mittelschicht, ganz egal ob obere oder untere Mittelschicht, denn es trifft auf alle Fälle diejenigen, welche sich am wenigsten dagegen wehren können.

Auf der anderen Seite gibt es dann diejenigen, welche mehr oder weniger „unverdient" von den Sparbemühungen verschont bleiben.

Gewinner: Bildung und Forschung

Alle müssen sparen, außer Bildungsministerin Annette Schavan, CDU.
Deren Haushalt wird in 2011 der größte in der Geschichte Deutschlands sein.
Bis 2013 sollen zwölf Milliarden Euro zusätzlich in die Ressorts für Forschung, Bildung und Entwicklung fließen.

Gewinner: Die Reichen und Wohlhabenden

Wie angemerkt, so gibt es selbst in der Regierungskoalition Stimmen, dass es im Sparpaket an einer gerechten Lastenverteilung zwischen Arm und Reich fehlt.
Denn der Spitzensteuersatz von 42 Prozent ab einem Jahreseinkommen von 52.000 Euro soll nicht angehoben werden. So spricht sich vor allem die FDP gegen eine Erhöhung aus. Damit wird eine Bevölkerungsschicht nicht herangezogen, welche es sich leisten könnte, zu den Sparbemühungen beizutragen!

Gewinner: Die Krankenkassen

Zwei Milliarden Euro kommen in 2011 als zusätzlicher Steuerzuschuss für die gesetzlichen Krankenkassen aus dem Bundesetat. Doch wie das Gesamtdefizit von elf Milliarden Euro allen im kommenden Jahr gestopft wird, bleibt zunächst unklar. Eine Möglichkeit: Die einkommensunabhängigen Einnahmen bei den Versicherten – derzeit sind mindestens acht Euro monatlich möglich – werden erhöht.

Gewinner: Die Energieversorger

Die Betreiber von Atomkraftwerken sind die (un-)

heimlichen Gewinner des Sparpakets. Zwar wird jährlich eine Brennelemente-Abgabe von rund 2,3 Milliarden Euro fällig, doch die Gewinne der Energieunternehmen werden auch bedingt durch deren Monopolstellung wesentlich höher ausfallen. Ebenso bekräftigte die Bundesregierung, die Laufzeit der Atommeiler zu verlängern.

Wie lange die Kraftwerke laufen sollen, ist noch offen. Umweltminister Norbert Röttgen plädierte für acht Jahre. Der Atomkraft-Verfechter und Ministerpräsident von Baden-Württemberg, Stefan Mappus, plädierte dagegen für 30 Jahre Laufzeit.

Wenn auch aktuelle und fast zur Tagesordnung gehörende Störfälle, egal ob durch menschliches Zutun oder ausgelöst durch diverse Naturkatastrophen langsam ein Nachdenken und eine Diskussion über die Verträglichkeit deutscher Kernenergiegewinnung auslösen.

Gewinner: Die Finanzbranche

Die Finanzbranche soll ab 2012 rund zwei Milliarden Euro zum Sparpaket beitragen. Das ist schon fast lächerlich angesichts der Kosten, die gerade von den Banken mitverursachte Finanzkrise mit sich gebracht hat.

Zudem sind die zwei Milliarden Euro für das Sparpaket eine „Luftbuchung".

Die veranschlagten 1,2 Milliarden Euro pro Jahr sollen nicht in den Staatshaushalt fließen, sondern in einem Fonds für künftige Bankenkrisen landen. Und die Abgabe auf Finanzgeschäfte will die Bundesregierung am liebsten auf internationaler und europäischer Ebene abstimmen. Die Erfolgsaussichten dafür sind dafür also nicht sehr hoch.

Ein Schlag ins Gesicht der Klein- und Mittelverdiener angesichts der Lasten im Sparpaket.

Verlierer: Die Arbeitslosen

Wie könnte es auch anders sein. Die großen Verlierer des Sparpakets sind die Arbeitslosen sowie die Empfänger von sogenannten Transferleistungen!
So sollen in diesem Bereich bis zum Jahr 2014 rund 30 Milliarden Euro eingespart werden.
Ebenso soll der befristete Zuschlag beim Übergang vom Arbeitslosengeld I ins Arbeitslosengeld II gestrichen werden, genau so wie der Zuschuss zur Rentenversicherung.
Hartz IV-Empfänger verlieren zudem ihren Anspruch auf Elterngeld.

Und auch der Heizkostenzuschuss für Wohngeldempfänger wird wieder abgeschafft.

Verlierer: Die Deutsche Bahn

Hier wird einmal die Deutsche Bahn zur Kasse gebeten. Ab 2011 soll die Deutsche Bahn eine jährliche Dividende von 500 Millionen Euro an den Bund zahlen.

Schnell wurde Jammern und Wehklagen bei der Deutschen Bahn laut, denn nach Aussagen der Deutschen Bahn würde das Geld an anderer Stelle fehlen, zum Beispiel für die dringend benötigten Investitionen in die Infrastruktur der Bahn.

Sicherlich wird die Bahn hier dann aber kurzerhand einen Ausweg aus der Misere finden und wieder einmal ganz einfach die Fahrtpreise erhöhen!

Verlierer: Die Bundeswehr

Ab 2013 sollen bei der Bundeswehr jährlich zwei Milliarden Euro eingespart werden. Dazu soll die Truppenstärke der Armee von derzeit 250.000 auf dann 210.000 Zeit- und Berufssoldaten schrumpfen.

Dementsprechend soll für Personal ab 2014 1,1 Milliarden Euro weniger ausgegeben werden. Unklar ist nur noch, wo das restliche Geld in Höhe von 900 Millionen Euro jährlich eingespart werden soll oder kann!

Verlierer: Die Familien

Eltern, die Hartz IV-Empfänger sind, sollen künftig kein Elterngeld mehr bekommen, bis zu 400 Million Euro will die Bundesregierung in Berlin so bis 2014 jährlich einsparen. Berufstätige Eltern mit mittleren Einkommen (1240 Euro Netto) erhalten dann nur noch 65 anstatt aktuell 67 Prozent des Nettoeinkommens als Elterngeld.

Also wieder einmal an den kommenden Generationen gespart ... wie sollte es auch anders sein!

Verlierer: Die Flugpassagiere

Als sogenannte ökologische Luftverkehrsabgabe getarnt, sollen die Luftfahrtunternehmen ab 2011 eine Milliarde Euro jährlich an den Bundeshaushalt überweisen.
Selbstverständlich werden die Airlines diese Summe nicht in der Bilanz als Gewinn schmälernd verbuchen, und so werden wohl oder übel rein rechnerisch die Ticketkosten um durchschnittlich 10 Euro je Flug erhöht.
Noch offen ist derzeit jedoch, wie die Abgabe dann im Detail aussehen soll.

Verlierer: Der Öffentliche Dienst

Der Krug geht manchmal eben auch am Wirt nicht vorbei, und so sollen in der Bundesverwaltung bis 2014 rund 2,3 Milliarden Euro eingespart werden.

Dazu sollen mehr als 10.000 Stellen im Öffentlichen Dienst ersatzlos gestrichen und damit dauerhaft eliminiert werden.

Und auch die Beamten sollen im kommenden Jahr auf die Erhöhung des Weihnachtsgeldes verzichten … welch gravierende Einsparung … finden Sie nicht auch?

Einen weiteren Milliardenbetrag will die schwarz-gelbe Bundesregierung zudem bei den sogenannten disponiblen Ausgaben einsparen, also etwa bei Büromaterial und Personalkosten. Lassen wir uns also überraschen.

Rentenproblematik und Selbstvorsorge

Da wurde uns Deutschen über Jahrzehnte hinweg immer und immer wieder beteuert, dass es in der Welt kein besseres System als den „deutschen Prototypen" der Rentenvorsorge gibt.

Uns allen liegen noch die Worte von Norbert Blüm und seinen Vorgängern wie Butter in den Ohren ...

...die Renten sind sicher!!!

Sicher ist heutzutage nur, dass wir als Arbeitnehmer länger und länger arbeiten müssen, um unsere Altersrente zu verdienen. Liegt das Renteneintrittsalter heute bei 67 Jahren, so wird es in den kommenden Jahren wohl oder übel auf 70 Jahre angehoben werden.

Stellen Sie sich mal eine Kassiererin im Supermarkt, die Verkäuferin an der Fleischtheke oder im Modeladen, den Maurer auf der Baustelle nebenan oder den KFZ-Mechaniker in Ihrer Autowerkstatt vor .... und alle arbeiten fröhlich und frei bis zum siebzigsten Lebensjahr!

Also hat man sich dann künftig nach mehr oder weniger 50 harten Arbeitsjahren seine wohlverdiente Altersrente erarbeitet.

Bei einer durchschnittlichen Alterserwartung von 75 Jahren bei Männern und von 78 Jahren bei Frauen bedeutet das also, dass man dann 5 bzw. 8 Jahre lang seine sauer verdiente Rente verprassen kann.

Beim Verprassen seien Sie sich aber mal nicht so sicher, denn höchstwahrscheinlich wird auch der Berechnungsmodus zur Altersrente überarbeitet werden. Ganz egal ob LVA- oder BFA-versichert.

Die Renten werden beschnitten und höchstwahrscheinlich auch noch besteuert werden! So viel wird Ihnen dann also wahrscheinlich gar nicht übrig bleiben, um sich im Alter dann ein schönes Leben machen zu können.

Wie verkündete die Bundeskanzlerin doch vor der Bundespressekonferenz in Berlin:

„Deutschland muss sparen"

Und so versäumte Bundeskanzlerin Merkel es nicht, die Deutschen anlässlich einer Generaldebatte im Bundestag auf einen harten Sparkurs einzuschwören.

Aber wo sollen wir als Otto Normalverbraucher denn noch sparen?

Da ist man schon täglich bei den Nahrungsmitteln auf Angebots-Jagd, und die deutsche Durchschnittsfamilie kauft die Bekleidung ohnehin schon nur zu Sonderangeboten oder gar im Second Hand Shop.

Von Bekleidung nach Mass wie unsere Politiker, davon können wir doch nur träumen, und selbige kann sich doch ansonsten sowieso nur noch die Oberschicht leisten!

Tapfer verteidigte Bundeskanzlerin Merkel die Rekord-Neuverschuldung im Bundeshaushalt 2010. Im Krisenjahr gebe es nach ihrer Aussage dazu keine Alternative!

Und so lieferten sich Regierung und Opposition wie schon gewohnt einen grundsätzlichen Schlagabtausch. Und wie sollte es auch anders üblich sein, grundsätzlich bot keine Partei im Bundestag irgendwelche Alternativen an.

Man beschimpfte sich zwar heftig, am Ende hackt aber keine Krähe der anderen ein Auge aus!

Wir müssen also nur ein wenig abwarten und es uns im Sessel zu Hause bequem machen. Im Jahr 2011 ist sogenannte „Halbzeit" für die schwarz-gelbe Koalition angesagt und da wird man sich sicherlich frühzeitig auf die Wählerstimmen einer ganz bestimmten Wählerschicht besinnen.
Die der Rentner nämlich!

Aber wir brauchen uns ja nicht zu sorgen: „Die Renten sind sicher!"

Sicherlich wird es, wie in den letzten Jahren auch, keine nennenswerte Erhöhung der Rentenbezüge geben und so wird es wohl wieder einmal auf eine „Null-Runde" hinausgehen, da die steigenden Lebenshaltungskosten wohl so oder so eine magere Renten-erhöhung auffressen werden.

JA … heute stellen sich so manche Politiker als Besserwisser hin und weisen schulmeisterlich und mit erhobenen Zeigefinger auf die sogenannte „Selbstvorsorge" und die privaten Zusatzrenten hin!

Da wird man am Ende also noch dafür bestraft, dass man **„treu und brav"** vierzig oder mehr Jahre in das Rentensystem eingezahlt hat und bekommt dafür am Ende noch die Prügelstrafe.

Auf der anderen Seite wurde den Damen und Herren in den Führungsetagen der Rentenversicherer (BFA und LVA) das Missmanagement noch mit fetten jährlichen Bonuszahlungen und anderen Sondervergütungen förmlich belohnt!

Selbige haben sicherlich und ohne jeden Zweifel mit sogenannten privaten Zusatzrenten vorgesorgt. Sahen diese das Übel doch seit Jahren kommen!

Und so können sich diese sogenannten „Führungskräfte" heute wohl entspannt im Sessel zurücklehnen und dem zuschauen, was da auf die kommende Rentengeneration zukommt!

Für Otto Normalverbraucher wird das wohl bedeuten, den Gürtel noch enger schnüren zu müssen. Aber wovon soll man denn noch Geld abzweigen, um dementsprechend in einen sogenannten privaten Rentenvorsorgeplan einzuzahlen?

Wären wir in den vergangenen Jahrzehnten von ehrlichen und weisen Politiker regiert worden, dann hätte man die Rentenvorsorge schon lange freigegeben.

Aber man brauchte ja die Hunderte von Milliarden D-Mark oder Euro, welche von Arbeitgebern und Arbeitnehmern monatlich und jährlich in die Rentenkassen eingezahlt wurden, um damit andere Löcher im Finanzhaushalt zu stopfen.

Der Eimer geht eben so lange zum Brunnen bis er bricht! Heute stehen alle mit erhobenen Händen da oder wissen angeblich von nichts, oder sollte man lieber sagen ... man kann sich an nichts mehr erinnern!
Armes Deutschland!
Hatte doch schon der heutige Bundesfinanzminister Schäuble anlässlich der Partei-Spendenaffaire 100.000 DM so einfach im Schreibtisch vergessen.

Ein sogenanntes Kavaliersdelikt eben!

Bei Ihnen, lieber Leser, sähe das dann natürlich ganz anders aus. Ihnen würde selbige Gedächtnislücke in Ihrem Job ganz klar zum Verhängnis werden.

Als Buchhalter wäre Ihre Karriere dann so oder so gelaufen und Sie bräuchten sich da nicht mehr anderweitig um einen anderen Arbeitgeber bemühen.

Sehen Sie, in der Politik sieht das eben ganz anders aus!

Da wird man dann selbst bei solchen Gedächtnislücken noch „hochgelobt" und bekommt am Ende den Posten des Bundesfinanzministers.

Würden Sie einem Bankangestellten da noch Ihr sauer Verdientes oder Erspartes auf Ihrem Konto anvertrauen? Sie kämen wahrscheinlich bedingt durch Angst- und Panikattacken kaum noch in den Schlaf!

Und da wundern wir uns allen Ernstes noch über die Finanzlöcher im Rentenwesen oder anderen Finanzressorts des Bundes?

Da liest man wohl besser die Grimmschen Märchen, um auch nur einigermaßen in den Schlaf zu kommen!

Eigenvorsorge zur Altersrente lautet also das Schlagwort. Denken Sie nur mal darüber nach, wenn Sie sowie Ihre Arbeitgeber von Anbeginn, also vom ersten bis zum letzten Tag, in eine private Altersvorsorge eingezahlt hätten.

Schauen Sie sich doch ganz einfach Ihren letzten Rentenspiegel oder Hochrechnung an und fragen Sie einmal bei einer Bank oder einem Kreditinstitut bezüglich einer Investmentberechnung an!

Da würden Sie selbst bei einer unteren Berechnungsgrenze monatlich mehr als das doppelte Ihrer errechneten Altersrente ausgezahlt bekommen! Und das Risiko wäre auch nicht größer als das der heutigen Unsicherheiten im Berechnungsmodus zur Altersrente im öffentlichen Rentenwesen.

Hätte man uns und den vorangegangenen Generationen also schon damals die freie Wahl zur Rentenvorsorge überlassen, so wäre der Wettbewerb härter gewesen, und vielleicht wäre man dann vorsichtiger mit den Rentenfonds der BFA und der LVA umgegangen!

Gesundheit und Soziales

Wie sagt der Volksmund doch so zutreffend:

„Die beste Krankheit taugt nichts!"

Und die eigene Gesundheit weiß man bekanntlich erst dann am höchsten zu schätzen, wenn man sie verliert.

In den letzten Jahrzehnten hat sich vieles im deutschen Gesundheitswesen verändert, und sicherlich nicht immer zum Besseren.

Nehmen wir als erstes doch ganz einfach die monatlichen Beiträge zur Krankenkasse.

Kramen Sie einmal die verstaubten Lohnabrechnungen von vor 20 Jahren, vor 10 Jahren und von vor 5 Jahren aus der Ablage hervor und schauen Sie einmal auf den Prozentsatz, welcher Ihnen von Ihrem Lohn oder Gehalt von Ihrem Verdienst abgezogen wurde und welchen Ihr Arbeitgeber direkt an Ihre Krankenkasse abführte.

Bei dem Vergleich werden Sie nicht schlecht staunen!

Und dann denken Sie einmal darüber nach, wie viel Sie vor 20 Jahren, vor 10 Jahren und vor 5 Jahren an Eigenzuzahlung für Medikamente, Krankenhaustagegeld, Rehabilitationszuzahlungen oder Kuranwendungen und ganz einfach an Praxisgebühren zuzahlen mussten.

Alle Jahre wieder kommt eben nicht nur das Christuskind, sondern alle Jahre wieder kommen auch dreiste Erhöhungen und Abgaben im Gesundheitswesen.

Früher … ja da hatten wir noch einen Kaiser, und da verglich man dieses eher mit Piraterie. Es leben die Freibeuter bzw. Krankenkassen.

Und schauen Sie sich einmal die Verwaltungspaläste der Krankenkassen an.

Da heißt es klotzen und nicht kleckern… sparen ist dort eher fehl am Platz!

Wenn Sie dann einmal bei Ihrer Krankenkasse vorstellig werden um vielleicht eine Zuzahlungsbefreiung, einen Zuschuss für die Zahnheilkunde oder anderes zu beantragen, da werden Sie erst einmal angeschaut, als wären Sie gerade vom Mars gekommen.

Hoffentlich haben Sie alle benötigten Unterlagen und Dokumente dabei, denn ansonsten schickt man Sie gleich wieder nach Hause. Einen ganz klein mit Hut zu machen, ja darauf versteht man sich in solchen Verwaltungspalästen am besten.

Anscheinend ist es der Aufmerksamkeit der Damen und Herren Angestellten in diesen Verwaltungspalästen entgangen, dass deren monatliche Gehälter von den Krankenkassenbeiträgen ihrer Mitglieder, also von Ihnen lieber Leser, bezahlt werden.

Betrachten wir das einmal genauer, da sind Sie ja in irgendeiner Art und Weise so etwas wie der eigentliche Arbeitgeber der Angestellten Ihrer Krankenkasse … so etwas wie eine Art Kleinaktionär eben.

Schreiben Sie sich das doch ganz einfach beim nächsten Termin auf Ihre Agenda …
…ist ungemein gut für das Selbstbewusstsein!

Selbiges hat übrigens in keiner Weise etwas mit „spätrömischer Dekadenz" zu tun, wenn wir das einmal mit den Äußerungen von Guido Westerwelle bezüglich der Erhöhung der Hartz IV-Sätze vergleichen.

Es ist bezüglich der Arbeitnehmeranteile und Abgaben im deutschen Gesundheits- und Sozialwesen eben nicht nur alles erhöht worden, sondern zudem sind auf der anderen Seite die Leistungen in beiden Systemen mehr und mehr gekürzt oder gar komplett gestrichen worden.

Ist es da etwa sozial, wenn man im Alter von 50 Jahren arbeitslos wird, dann schon zum sogenannten

„alten Eisen" gehört und dann um die Arbeitslosensta-
tistik zu schönen, ganz einfach in eine sogenannte
Arbeitsbeschaffungsmaßnahme (ABM) übergesiedelt
wird, von welcher man dann meistens in das sogenannte Hartz IV durchsaust!?

Und obwohl heute ein 50-jähriger Arbeitsloser in der
Regel mehr als 25 Jahre gearbeitet und in das soge-
nannte Sozialsystem eingezahlt hat, stehen ihm nur 12
Monate Arbeitslosengeld und danach dann die
Arbeitslosenhilfe zu.

Allen Ernstes … es kann doch nicht angehen, dass
jemand mit nur 3 oder 5 Jahren Arbeitserwerb die
gleiche Dauer von Arbeitslosenbezügen bekommt wie
jemand, der 10, 15, oder gar 20 Jahre berufstätig war
und entsprechende Einzahlungen in das System
geleitstet hat.

Und wenn Sie sich in 20 Jahren harter Arbeit ein fi-
nanzielles Polster für Notfälle angeschafft haben, also
Eigenvorsorge betrieben haben, so wie derzeit in der
Rentendiskussion gefordert, dann werden Sie dafür
auch noch bestraft und müssen Ihren sogenannten
Notgroschen bis zu einem Minimum bzw. Akzeptanz-
satz aufbrauchen, bevor Sie dann in den Genuss von
Arbeitslosengeld kommen!
Wer hat dort oben denn solche Regelwerke erlassen?
Abgeordnete? Staatssekretäre und Minister?

Da hat man doch den Bock zum Gärtner gemacht!

In Ordnung!

Zwar können wir uns bei alledem noch nicht beklagen, aber es sollte dennoch gerechter vorgegangen werden!

Sicherlich wurden in den vergangenen Jahrzenten in einigen Bereichen die Budgets zu reichlich verteilt, und wenn die sprudelnde Quelle dann versiegt, ist der Marsch durch die Wüste umso Kräfte zehrender.

Immer und immer wieder wird betont, dass Prävention, also Erhaltung der Arbeitskraft, höchste Priorität hat. Also muss man sich selbige auch etwas kosten lassen!

Und da sollte eben nicht nur der Besuch im Fitness-Studio subventioniert werden.

Erhaltung der Arbeitskraft bedeutet dann auch Yoga und autogenes Training, Pilates und Ausdauertraining für Herz und Kreislauf … und am Ende eine gesunde und ausgeglichene Ernährung.

Vielleicht ein langer Weg! Aber wenn man sich nie auf den Weg macht, dann wird man das Ziel niemals erreichen.

Warum nicht wieder Kuren zur Erhaltung der Arbeitskraft subventionieren?
Alle zwei Jahre für 2 Wochen Kur für Arbeiter und Angestellte gleichermaßen.
Und am Ende hätten dann auch nicht so viele Kureinrichtungen geschossen und weniger Therapeuten und Krankenpfleger entlassen werden müssen.

NEIN ... ist ja zu einfach mit einem Federstrich von oben alle Kosten zusammenzustreichen. Aber hat man auch über die Konsequenzen nachgedacht?
Nie war der Krankenstand seit Gründung der Bundesrepublik niedriger als in den Jahren zwischen 2000 bis 2010. Hat man aber auch über die Gründe, wie zum Beispiel die Angst um den Verlust des Arbeitsplatzes etc. nachgedacht?

Den Stress und dadurch bedingt dann den Besuch beim heutigen Modearzt, dem Psychiater, inklusive der Verabreichung einiger Anti-Depressiva und am Ende der Besuch beim Arzt, weil man sich über Tage oder gar Wochen krank zur Arbeit geschleppt hat, anstatt eine Grippe etwa für 3 bis 4 Tage zu Hause auszukurieren, sieht und merkt wohl keiner?

So viel also nur in Kürze zur Umstrukturierung eines Teils des Gesundheitswesens.
Und bei allem Stress versagt dann auch noch die Lust auf ein ausgeglichenes Intimleben.

Der Druck beim Mann, seinen **„Mann zu stehen"**, schlägt sich dann am Ende in der niederschmetternden Geburtenrate der Bundesrepublik wieder.

Deutschland als Schlusslicht in Europa!

Denkt man an Deutschland in der Nacht, ist man eben nicht nur um den Schlaf gebracht.

VIII. Die Angst der jungen Deutschen vor der Zukunft

Einer UNICEF-Umfrage zufolge sind in keinem anderen Industrieland der Erde junge Menschen so pessimistisch wie in Deutschland.

Auch wenn es sich zu Anfang bizarr anhört, so wird diese Haltung möglicherweise als Teil der gesellschaftlichen Kultur vermittelt. Und ganz offen sollten wir uns mittlerweile die Frage stellen, ob die jungen Deutschen das Vertrauen in ihre Zukunft verloren haben?

So dominiere in Deutschland laut selbiger Umfrage die Gefahr des Scheiterns des positiven Denkens, dabei ist das Lebensumfeld beispielhaft gut!

Nur gut jeder vierte junge Mensch in Deutschland erwartet, dass er nach der Schule und Ausbildung nicht unbedingt seinen Traumberuf ausüben wird und dieses, obwohl die Arbeitslosenraten bei jungen Deutschen niedriger liegt als im Vergleich mit anderen Industrienationen.

Und so sollten wir unserer jungen Generation mehr Mut und Optimismus mit auf den Weg geben, denn einer OECD-Studie zufolge steht Deutschland nicht allein da. Als absolutes Schlusslicht rangieren die USA auf Platz 21 ganz hinten. Dennoch haben nur 9 Prozent der befragten jungen Amerikaner eine trübe oder negative Aussicht auf ihre Zukunftschancen. Dieser Optimismus beruht wohl auf einer generell positiven Einstellung der gesellschaftlichen Kultur in den USA!

Noch viel gravierenden macht sich der OECD-Studie zufolge die Armut und das materielle Befinden in Deutschland bemerkbar. So lebt in Deutschland jeder sechste Jugendliche von insgesamt 12,9 Millionen Kindern und Jugendlichen in relativer Armut, also dem von der eigenen Bundesregierung festgelegten Richtmaß zum Äquivalenteinkommen.

Und so liegt Deutschland damit gemessen mit Spanien, Portugal, Polen und den USA nur im unteren Drittel der Tabelle. So wachsen rund 10,3 Prozent der Kinder und Jugendlichen in deutschen Haushalten mit Arbeitslosigkeit auf.

Sehr, sehr positiv ist deshalb zu verbuchen, dass Eltern in Deutschland relativ viel in Bildungsgüter wie

Bücher, Computer und andere Lehrmittel für ihre Kinder investieren!

Und noch erfreulicher wirkt sich in der OECD-Umfrage aus, dass bei Jugendlichen in Deutschland zum Beispiel der Konsum von Cannabis und anderen Modedrogen wesentlich niedrigen liegt als im internationalen Vergleich.

Und dennoch!

Die Deutschen werden mal wieder ihrem Ruf gerecht, Pessimisten zu sein, denn in keinem anderen Land Europas machen sich die Menschen derzeit mehr Sorgen über die weitere Entwicklung, ermittelte der Nürnberger GfK-Verein in einer alljährlichen erstellten Studie zur Zustimmung in Europa.

Vor allem die Arbeitslosigkeit und die Entwicklung in der Wirtschaft bereitet den Bundesbürgern demnach Kopfzerbrechen.

Auffällig ist besonders, dass die Zahl der Sorgen der Deutschen geradezu explodiert!
Und so führt man dieses auf die generell schlechte wirtschaftliche Lage in Deutschland zurück, da man solche schlechten Umfragewerte zuletzt vor 20 Jahren verzeichnete.

Damals lagen die sogenannten Sorgenwerte bei 2,8 Prozent. Heute liegen sie mit 3,2 Prozent noch wesentlich darüber.

An erster Stelle steht die Angst vor dem Verlust des Arbeitsplatzes. Rund 66 Prozent der Deutschen zeigen sich besorgt über den Arbeitsmarkt, und das sind im Vergleich immerhin 9 Prozent mehr als zum Vorjahr.

Als sogenannte Sorgenmacher sind die Deutschen Spitzenreiter in Europa!

Und dieses eigentlich ganz unbegründet, denn trotz des Rekordeinbruchs der Wirtschaftsleistung infolge der Wirtschaftskrise stieg die Zahl der Arbeitslosen nicht dementsprechend an, sondern es wurden sogar neue Arbeitsplätze geschaffen.

Nach der Sorge um den Arbeitsplatz rangiert in Deutschland die Angst um die Inflation auf dem zweiten Rang. Rund 22 Prozent aller Deutschen sehen hierin ein Problem und fürchten um eine Vernichtung oder den Verlust ihrer Ersparnisse.

Und dieses nicht ganz unbegründet. Beschloss die Bundesregierung doch die größte Neuverschuldung aller Zeiten. So beschlossen Union und FDP einen Etat von 320 Milliarden Euro und damit im gleichen Federzug Schulden in Höhe von 80,2 Milliarden Euro.

Da kann Bundeskanzlerin Merkel noch so sehr ihren Sparkurs ab 2011 anpreisen, denn Kritik bezüglich des Ungleichgewichtes der Lastenverteilung kommt nicht nur aus den Reihen der Opposition, sondern sogar von der EU-Kommisson in Brüssel.

Für die Bundesregierung in Berlin ist die Rekordverschuldung jedoch beschlossene Sache, obwohl diese den bisherigen Schuldenrekord des Jahres 1996 toppt.

Hinter verhaltener Hand mogelt man gar innerhalb der Parlamentsmauern, dass die Rekordaufnahme der Schulden sogar auf bis zu 100 Milliarden klettern könnte, denn die Kosten aus dem Konjunkturpaket II und dem Bankenrettungsfonds sind im bisherigen Budget nicht eingerechnet und werden früher oder später zu Buche schlagen.

Ganz klar verteidigen Bundeskanzlerin und Finanzminister die Rekordverschuldung und sehen hierin eine Art „Herkulesaufgabe" der schwierigen Sparmaßnahmen.

Nicht verständlich und nur schwer nachvollziehbar, wie Finanzminister Schäuble hierin einen ehrgeizigen Plan zur Haushaltssanierung sieht. So sind die Anstrengungen und Sparmaßnahmen für 2011 noch verhältnismäßig gering, verglichen mit den Sparmaßnahmen für die Folgejahre 2012 und 2013.

Auch wenn man mit 80,2 Milliarden weniger Schulden aufnimmt als geplant. So war eigentlich eine Neuverschuldung von 85,8 Milliarden Euro geplant. Die Senkung von umgerechnet 5,9 Milliarden Euro verbucht man bis dato durch geringer anfallende Kosten auf dem Arbeitslosenmarkt.

Also führt man dieses mehr oder weniger auf eine verbesserte Konjunktur zurück.

Lehnen wir uns also ganz gelassen im Schaukelstuhl zurück. Die Zeit wird zeigen, ob sich dieses Rechenbeispiel als Realität oder als Milchmädchenrechnung entpuppen wird!

Auch die Bundesregierung besorgt sich ihre Kredite am Geldmarkt, also bei der Bundesbank. Plant die Bundesregierung also eine Erhöhung der Richtzinsen, so schneidet man sich damit ins eigene Fleisch.

Bedeutet dieses dann eine Verteuerung der Zinsen zur Geldbeschaffung am Kapitalmarkt. Obwohl die Bundesregierung hier eigentlich eine Art „Sondervergütung" verdient hätte.
War sie es doch, welche die Banken und Kreditinstitute mit Sonderbürgschaften aus der Kreditklemme geholfen hatte.

Ja. Sicherlich konnte die Bundesregierung hier großzügig sein. Wurden selbige Kreditbürgschaften doch mit Steuergeldern abgesichert.

Machen Sie sich nur keine Illusionen, lieber Leser! Ihnen rauscht mit der nächsten Post sicherlich nicht eine Art „Sonderzinsvergütung" ins Haus. Sie sind mit den Sonderabgaben lediglich gehalten, die Zeche am Ende für Vater Staat zu bezahlen!

Sehen wir dieses doch einmal von einer ganz realistischen Seite!

Wollen Sie, lieber Leser, für einen gewissen Zeitraum Ihr Konto überziehen, so schlägt Ihre Bank oder das Kreditinstitut hier mit enormen Zinsen zu. So bezahlen Sie im Schnitt zwischen 14,5 und 18,0 Prozent Überziehungszinsen.

Von irgendetwas müssen die Sonderzahlungen an die Vorstände der Banken ja bezahlt werden. Und so forderten lediglich die Ministerpräsidenten Horst Seehofer und Peter Müller die Banken auf, keine Staatshilfen in Anspruch zu nehmen und im gleichen Zug Sondervergütungen an die Mitarbeiter auszuschütten!

Hat Vater Staat also 500 Milliarden Euro für die Rettung der Banken bereitgestellt, um am Ende dann trotz der Verluste und Staatshilfen wieder Boni- und Sondervergütungen auszuzahlen?

Hier ist ganz klar der Staat am Drücker, um solchen Machenschaften einen Riegel vorzuschieben und klare Grenzen zu setzen.

Da kann SPD-Chef Sigmar Gabriel die Bundesregierung noch so sehr auffordern, mehr Druck auf den Bankensektor auszuüben oder gar Sonderabgaben und Steuern für die Bankenbranche fordern, um so eine Orientierung am Gemeinwohl festzuschreiben.

Otto Normalverbraucher kann bei einem solchen Kasperle-Theater nur mit dem Kopf schütteln … vom Applaus am Ende der Vorführung ganz zu schweigen!

Der Ansatz vom ehemaligen Bundesminister für Wirtschaft und Technologie, Karl-Theodor von Guttenberg, insolvenzbedrohte Banken unter eine Art „staatliche Zwangsverwaltung" zu stellen, war im Ansatz gar nicht so fragwürdig und wurde von den eigenen Reihen zerrissen!

Es ist eben doch etwas ganz anderes! Selbst wenn man so wie die Banken Unsummen an Geld mit fragwürdigen Finanz- und Hypothekengeschäften verspekuliert hat.

So sitzt man noch immer auf einem „hohen Ross" und wird mehr oder weniger vom Staat geschützt.

Sollte der Staat sich nicht vielmehr verpflichtet fühlen, die Allgemeinheit vor solchen Machenschaften zu schützen?

Hier griff Bundesbank-Vorstand Sarrazin die Bundeskanzlerin heftig an. Und so sieht der Chef der Bundesbank in der aktuellen Politik Merkels lediglich einen nach seinen Worten „müden Wiederaufguss" der späten Kohl-Jahre.

Dementsprechend bietet die aktuelle Bundesregierung nach Ansicht vieler Wirtschafts- und Politikwissenschaftler keine Ansatzpunkte, die Probleme der Zukunft auf Dauer zu lösen.

Kein Wunder also, dass die **Zukunftsangst der Deutschen** so groß ist!

So werden die Spätfolgen der Wirtschafts- und Bankenkrise sich in den kommenden Monaten und Jahren auch auf dem Arbeitsmarkt bemerkbar machen. Nach Ausführungen namhafter Umfrageinstitute planen viele Unternehmen einen Stellenabbau.

So warnt unter anderem der Chef des Nürnberger Instituts für Arbeitsmarkt- und Berufsforschung, Joachim Möller, die Politik davor, das Thema populistisch zu missbrauchen.

Nach Ansicht vieler Arbeitsmarktexperten wird ein Ansteigen der Zahlen im Sektor der Langzeitarbeitslosigkeit eine der Hauptfolgen der Wirtschaftskrise sein.

Auch wenn Experten davor warnen, den Bezug von Arbeitslosengeld I zu verlängern. So sind Überlegungen zu diesem Thema nicht von der Hand zu weisen.

Eines ist sicher:
Je länger jemand arbeitslos ist, desto schwieriger wird es für denjenigen, einen neuen Job zu finden. Schon in den achtziger Jahren funktionierte dieses nicht, und so warnt man erneut vor solchen Arbeitsmarkt-Fallen.
Vielmehr sollte die Bundesregierung nach Auffassung von Arbeitsmarktforschern in den Ausbau des Bildungssystems investieren, sollte Deutschland weiterhin als Standort von wettbewerbsfähiger Hochtechnologie als sogenannter Global Player mit im Spiel bleiben.

Deshalb sollte auch Vater Staat und die Arbeitsmarktpolitik nicht vergessen, in die Fortbildungsmöglichkeiten von Erwachsenen zu investieren.

Die sogenannten 400-Euro-Jobber finden nur selten den Weg in eine reguläre Vollzeitbeschäftigung und es hilft lediglich dem Arbeitgeber in Hinsicht und Bezug auf die Abgabenfreiheit sogenannter Minijobs.

Neben den sogenannten Minijobs gibt es in Deutschland aber noch einen ganz anderen Job-Markt. Den der sogenannten Leiharbeit!
In keinem anderen Land der Europäischen Gemeinschaft sind nach Ansicht des Deutschen Gewerkschaftsbundes die Lohnunterschiede so groß, wie zwischen regulären Mitarbeitern eines Unternehmens und den sogenannten Leih-Arbeitnehmern.

So wird Zeitarbeit in Deutschland systematisch zum Lohndumping missbraucht.

Und so nutzen in Deutschland viele Unternehmen zunehmend die Leiharbeit zur Steigerung der Gewinne. In Frankreich zum Beispiel sind solchem Missbrauch klare Grenzen gesetzt.

Auch in den Niederlanden stellen sich Leiharbeiter wesentlich besser als in Deutschland. So erhalten dort längerfristig tätige Zeitarbeiter bezahlten Urlaub und Lohnfortzahlung.
Zwar gibt es auch in Deutschland Bestimmungen zur gleichen Bezahlung, aber ebenso auch Ausnahmeregelungen, um selbige zu umgehen. Anders wie bei

unseren Nachbarn in den Niederlanden oder in Frankreich.

In Großbritannien haben Zeitarbeiter einer EU-Studie zufolge sogar nach zwölf Wochen das Recht auf Gleichbehandlung gegenüber der Stammbelegschaft, was unter anderen auch die gleiche Bezahlung beinhaltet.

Und in Dänemark und Schweden zum Beispiel setzt die Wirtschaft auf eine Regelung der Zeitarbeit über Tarifverträge!

Da kann man in Expertenrunden oder bei Stammtischdiskussionen in vielen Bereichen streiten oder philosophieren wie man will. Solche Tatsachen lassen sich für alle Beteiligten nicht von der Hand weisen.

Die Verantwortung unserer heutigen Generation und der aktuellen Politik!

Der jungen Generation gehört die Zukunft, sagt man! Und so sollte es wichtigstes Ziel und Priorität der Politik sein, in die Ausbildung von Kindern und Jugendlichen zu investieren.

Wo kommen wir aber hin, wenn man in Boulevard-Blättern liest, dass in Deutschland selbst Professoren den Doktortitel verschachern. Wurde doch gegen fast hundert Hochschullehrer aus dem gesamten Bundesgebiet einem Zeitungsbericht zufolge wegen Bestechlichkeit ermittelt.

Laut „Neue Westfälische" und unter Berufung auf die Kölner Staatsanwaltschaft sollen die Beschuldigten Schmiergelder von einer Wissenschafts-Beratungsfirma aus Bergisch-Gladbach erhalten haben, weil sie Doktoranden, die zum Teil ungeeignet waren, zu Promotionen verhalfen.

Dem Magazin „FOCUS" zufolge waren viele renommierte Universitäten und Hochschulen in Bezug auf gekaufte Doktortitel in zahlreichen wissenschaftlichen Disziplinen betroffen, dessen Honorarprofessoren aus allen Fachbereichen Bestechungsgelder zwischen 4.000 und 20.000 Euro bekommen haben sollen.

Ganz egal also, ob Bestechungsskandale an deutschen Hochschulen oder gar die Razzia bei Porsche … in der deutschen Wirtschaft tut sich etwas … nehme man es, wie man wolle!

Deutsche Wertunternehmen und Nobelmarken sind immer für Schlagzeilen gut!

Porsche:
So ermittelte die Staatsanwalt Stuttgart gegen die ehemalige Führung des Porsche-Konzerns. Nach Hinweisen der Finanzaufsicht BaFin wurde gegen Porsche ein Ermittlungsverfahren wegen Verdacht der Marktmanipulation und der unbefugten Weitergabe von Insiderinformationen eingeleitet.

VW:
Das Emirat Katar wurde Miteigentümer bei VW und Porsche. Die Scheiche vom Persischen Golf erwarben 10 Prozent der Stammaktien der Holding-Gesellschaft Porsche SE und einen großen Teil der VW-Optionen. Mit selbigen Optionen wurde der Weg frei, dass Katar 17 Prozent der Stammrechte bei VW übernehmen konnte.

Nun ja … ein Hoffnungsschimmer bleibt ja noch, um die Nobelmarken in deutscher Hand zu behalten! Sollte es nicht bis 2011 zur geplanten Verschmelzung von VW und Porsche kommen, könne Katar die Stammaktionen an die Familien Porsche und Piëch zurückveräußern.

Opel:
Mit deutschen Steuergeldern wieder „flott" gemacht, entschied sich der amerikanische Autokonzern Gene-

ral Motors die deutsche Tochter Opel doch zu behalten! So brauchte sich der selbst in Insolvenz befindliche GM-Konzern in Detroit nicht bemühen, die angeschlagene aber dennoch vom Spektrum interessante Marke Opel mit eigenem Finanzaufwand wieder rentabel zu machen.

Zwar forderte Berlin die geflossenen Finanz- und Subventionshilfen von der Konzern-Zentrale in Detroit zurück. Weitere Verhandlungen und Druck auf Washington verliefen dann aber quasi im Wüstensand von Katar, wollte man die Arbeitsplätze in Rüsselsheim nicht gefährden.

Für GM sind die Klein-Markenentwicklungen von Opel wahre Hoffnungsträger. Also Tafelsilber erst einmal im eigenen Schrank behalten!

Nun ja!

Die Geschäfte der deutschen Autohersteller liefen 2009 Dank der Abwrackprämie gut.

Und so war es einzig und allein der Abwrackprämie zu verdanken, dass der Konsum in Deutschland im ersten Halbjahr 2009 minimal stieg. So gaben die Verbraucher etwa 36 Milliarden Euro für neue Autos aus. Und das waren immerhin 25 Prozent mehr als im Vorjahr.

Letztmalig sah die Autoindustrie ähnliche Zahlen zu Zeiten der deutschen Wiedervereinigung in den Jahren 1989/1990.

Und dennoch gaben die Deutschen trotz Abwrackprämie statistisch gesehen weniger aus als beispielsweise 2006, als die Bundesbürger wegen der bevorstehenden Erhöhung der Mehrwertsteuer größere Anschaffungen nicht nur von Autos vorzogen. Der gesamte Konsum stieg damals um 2,3 Prozent an.

Für die kommenden Jahre kann sich die Statistik von solchen Zahlen verabschieden.

Neue Schlagzeilen krönen die Titelseiten der Zeitungen und Illustrierten:

- Rekordverschuldung des Bundes
- Sparpaket der Bundregierung infolge der Banken- u. Wirtschaftskrise
- Streichung von Steuervergünstigungen

Und versetzten so der Konsumlaune der Deutschen den Dolchstoß!

Heute ist man mehr denn je bemüht, die eigene Haut zu retten. Ist die Angst und die Ungewissheit vor der Zukunft bei uns Deutschen doch Sorgenthema Nummer Eins!

In früheren Jahrhunderten befragten die Mächtigen die Astrologen, bevor sie wichtige Entscheidungen trafen. Heute finden die Mächtigen selbst bei den sogenannten Gipfelberatungen der G7 oder G20 keinen Ausweg aus der Krise!

Den Mächtigen in der Politik hat man schon lange die Kompetenz abgesprochen, einen Ausweg aus der Krise zu finden!

Warum also wundern wir uns, dass angesichts dieser Tatsachen das Kartenlegen und das Wahrsagen bei Otto Normalverbraucher heute so hoch im Kurs stehen?

IX.   Die Mauer zurück?

Egal von welchem Standort man es betrachtet, ob als Fiktion oder gar als Provokation, aber nach einer aktuellen Umfrage des renommierten Emnid-Institutes wünscht sich jeder vierte Deutsche die Mauer zurück!

Und so finden sogar 16 Prozent der Befragten die Rückkehr zur deutsch-deutschen Teilung als das Beste, was passieren könnte, berichtete die Bildzeitung unter Berufung auf eine Umfrage.

Der Emnid-Umfrage zufolge würde es jeder vierte Deutsche befürworten, dass die Mauer zwischen West- und Ostdeutschland wieder errichtet würde.
23 Prozent der Ost-Deutschen und 24 Prozent der West-Deutschen sagten bei selbiger Emnid-Umfrage, es sei „manchmal wünschenswert, es gäbe die Mauer noch".

Und so äußerten 15 Prozent der Ost- und 16 Prozent der Westdeutschen demnach sogar, dass „etwas Besseres" gar nicht passieren könnte. Anlass dieser Befragung war die Ausstrahlung des Fernsehzweiteilers „Die Grenze".

Aber es kommt noch detaillierter, denn so konnten sich 80 Prozent der Ostdeutschen und sage und schreibe 72 Prozent der Westdeutschen vorstellen, in einem sozialistischen Staat zu leben, so lange für Arbeitsplätze, Solidarität und Sicherheit gesorgt wäre. Abschließend benannten nur 28 Prozent der Ostdeutschen die „Freiheit" als wichtigstes politisches Ziel, bei den Westdeutschen waren es immer 42 Prozent!

Solche Umfragewerte, lieber Leser, müssen erst einmal verdaut werden!

Bei den abschließenden Recherchen zum Buch begab ich mich dann anlässlich der Emnid-Umfragewerte zum Kapitel „Die Mauer zurück" selbst auf die Straße und befragte deutschstämmige Kanadier als auch deutsche Touristen zu deren Meinung.

Was ich dort hörte, sollte obige Aussagen bestätigen!

So sahen zum Beispiel einige die Bereicherung der SED-Bonzen, verglichen mit unseren jetzigen Politikern, als harmlos an.

Nach der Wiedervereinigung schloss auch ich Freundschaften mit Ost-Deutschen und so kenne ich deren Auffassung aus eigener Erfahrung. Man war damals mehr als erfreut, dass man einen Teil der Ersparnisse des sogenannte „Spielzeuggeldes" sogar 1:1 und den Rest dann selbst im völlig überhöhten 2:1 Verhältnis umtauschen konnte.

Schließlich war die DDR-Mark nichts mehr wert und zu Zeiten vor der Teilung mussten Westdeutsche beim Besuch der DDR die harte West-Mark im Kurs 5:1 umtauschen.

Andere sahen darin die Bestätigung, dass Altbundeskanzler Helmut Kohl selbst seine Großmutter „verschachert" hätte, nur um Bundeskanzler eines vereinigten Deutschlands zu werden!

Und vielleicht hatte man beim Kassensturz ganz einfach übersehen wollen, dass man sozusagen die Katze im Sack gekauft hatte, denn die DDR war ganz einfach pleite.
Schaut man sich die Kosten der Wiedervereinigung an, so war es ganz und gar kein Schnäppchen, wie die Politiker es zu Anfang anpriesen.

Nehmen wir doch nur den Solidaritätszuschlag. Ursprünglich nur für eine Jahr geplant existiert selbiger heute noch und erfreut sich auch 20 Jahre nach Wiedervereinigung bester Gesundheit. Beim Normalbürger sorgt dieser Solidaritätszuschlag eher für Magenbeschwerden und ist nur schwer verdaulich!

Ich erinnere mich nur zu gut an die Schilderungen meiner Freunde aus dem Raum Magdeburg. Zur Zeiten der Teilung glaubte man, dass der Himmel im Westen blauer und der Rasen grüner sei als im Osten.

Wie lachten wir doch so herzlich über Scherze, dass die Banane nur krumm sei, da sie einen Bogen um die DDR mache! Bei so manchen Partys nach der Wiedervereinigung lachten wir Tränen über Storys aus der ehemaligen DDR.

Altbundeskanzler Kohl hatte in einen Punkt Recht behalten. Aus der ehemaligen DDR wurden blühende Landschaften, auch wenn man Betriebsschließungen aus Rentabilitätsgründen dafür hinnehmen musste.

Und aufgrund dessen siedelten in den ersten 10 Jahren nach der Wiedervereinigung umgerechnet eine Million junge Ostdeutsche in die westlichen Bundesländer über!

Die Kosten der Wiedervereinigung überschritten das Unvorstellbare. Und dennoch verhallen die Worte von Altbundeskanzler Willy Brandt nur leise im Wind der Zeit.

„Es wird zusammenwachsen, was zusammengehört!"

Wie Recht Willy Brandt doch hatte. Teilung hin, Teilung her! Wir waren und wir sind wieder ein Land, wie schon so viele Jahrhunderte zuvor auch. Und vielleicht war es für die West-Deutschen ja nur ein Geschenk der Stunde, da bei Kriegsende 1945, also zur sogenannten Stunde Null, die westlichen Alliierten 2/3 Deutschlands, also den Norden, Süden und Westen kontrollierten und die Russen den Osten Deutschland unter Kontrolle brachten.

Haben wir denn schon vergessen, was uns im Politik-unterricht vermittelt wurde? Dass der Russe fast die gesamte noch erhaltene Industrie Ostdeutschlands demontierte und quasi als Kriegsbeute nach Russland schaffte!

Und wie stark der Westen durch den Marshall-Plan wirtschaftlich gefördert und der Wiederaufbau voran-getrieben wurde!

Alles schon vergessen?

Schon vergessen, wie der Westen jubelte, wenn man die Bilder von den spektakulären Republik-Fluchten aus der DDR im Westfernsehen sah?

Schon vergessen, die Bilder der Flucht von DDR-Bürgern mit dem Heißluft-Ballon, mit der Luftmatrat-ze über die Ostsee, die Tunnelbauer und Sprungtuch-Aktionen in der Bernauer Straße?

Schon vergessen, wie man die ersten Trabbis bejubel-te, die durch das Brandenburger Tor Richtung West-Berlin rollten.

Die sogenannte DDR-Rennpappe erlitt beim Jubeltaumel so manche Beule in der Karosserie.

Schon vergessen, die Worte von US-Präsident Ronald Reagan am Brandenburger Tor?

„Mr. Gorbatschow, take this Wall down!"

Und so ist es letztlich gekommen, Gott sei Dank!

Und vielleicht müssen wir auf beiden Seiten der ehemaligen sogenannten deutsch-deutschen „Zonen-Grenze" erst wieder lernen und uns bemühen, miteinander würdig und auch demokratisch umzugehen, denn immerhin waren wir mehr als 40 Jahre ein geteiltes, und erst seit 20 Jahren wieder ein vereintes Volk. Also nur ein wenig mehr Vertrauen und Geduld auf beiden Seiten.

Wir sind das Volk! (Leipzig 1989)

Die Welt verfolgte die deutsch-deutsche Wiedervereinigung mit Begeisterung und immer wieder wird mir in meiner Wahlheimat Kanada die Frage gestellt, wie ich diesen historischen Moment erlebte.

In Kanada und in vielen anderen Teilen der Welt sieht man die Wiedervereinigung als großes Geschenk der

Geschichte, wovon andere geteilte Nationen wie zum Beispiel Nord- u. Südkorea nur träumen können!

Die reale Mauer wurde schnell abgerissen und mit viel Profit weltweit in kleinsten Mauerteilen mit Zertifikat verkauft.

Die Mauer in den Köpfen in Ost und West abzureißen, nimmt wesentlich mehr Zeit und vor allem mehr Fingerspitzengefühl in Anspruch. Und dieses nicht nur bei den Bürgern, sondern vor allem auch bei den Politikern.

Wie oft hört man populistische Wortspiele der Politiker zum selbigen Thema, quer durch alle Parteireihen. Ja, beim Stimmenfang ist unseren Politikern nichts mehr heilig.

Warum also wundern wir uns, dass Umfragen zufolge jeder siebte Ostdeutsche und jeder zwölfte Westdeutsche seine Wahlstimme für 5000 Euro an eine Partei verkaufen würde, ganz gleichgültig welcher politischen Ausrichtung (Quelle: Bildzeitung)?

Sollten wir uns in West und Ost nicht vielmehr mit dem Thema der drohen Armut in Deutschland auseinandersetzen. Immerhin droht jeden siebten Deutschen die Armut, ganz egal ob in West oder Ost!

So sind laut Statistischen Bundesamt in Deutschland 15 Prozent der Bevölkerung von einem Leben in Armut bedroht. Ganz besonders gefährdet sind demzufolge Alleinerziehende und Singles. Hier verdient rund ein Drittel weniger als 913 Euro im Monat.

Und auch in Haushalten mit Kindern lag das Armutsrisiko bei 13 Prozent. Zum Vergleich waren in Haushalten ohne Kinder 17 Prozent der Personen armutsgefährdet.
Der gleichen Statistik des Bundesamtes zufolge hatten aber immerhin auch 30 Prozent aller allein lebenden Frauen und 28 Prozent aller allein lebenden Männer ein Einkommen unterhalb der Armutsgrenze!

Sollte uns das nicht viel mehr zu denken geben, als das Wiedererstarren der Mauer, wenn auch nur in den Köpfen, denn hier sind alle Deutschen betroffen, ganz ohne Ausrichtung der Himmelsrichtung.

X. Das deutsche Wunder

Weltweite Wirtschafts- und Bankenkrise hin oder her. Bei der Krisenbewältigung scheint Deutschland anderen Wirtschaftsnationen gegenüber im Vorteil zu sein, denn Deutschland ist Weltmeister im Export und noch immer steht „Made in Germany" weltweit hoch im Kurs.

Nein, weiß Gott hat man dieses nicht der aktuellen Bundesregierung zu verdanken, sondern vielmehr unseren Eltern und Großeltern, welche mit harter Arbeit und Schweiß Deutschland und seine Produkt- und Markenvielfalt zu dem gemacht haben, was sie auch heute noch sind, Spitzenprodukte mit Weltruf!

Uns, den heutigen und kommenden Generationen ist es an die Hand gegeben, dieses Vermächtnis zu pflegen und zu erhalten.

Ich erinnere mich noch sehr gut daran, als ich vor 8 Jahren nach Kanada auswanderte und damals die internationalen Zeitungen las, um meine Erinnerungen an Deutschland wach zu halten, und mir natürlich auch ein Bild über die Denk- und Sichtweise der Kanadier über Deutschland zu machen. Noch vor 10 Jahren haben sich die Auslandskorrespondenten über Deutschland das Maul zerrissen. Zu verkrustet und nicht flexibel. So wurde versucht den Lesern in den Heimatländern ein ganz anderes Deutschlandbild aufzuzeigen.

Damals, Ende der 90er-Jahre, ächzte Deutschland unter den Lasten und Kosten der Wiedervereinigung. Deutsche Unternehmen trugen enorm hohe Steuerlasten. Mehr als 5 Millionen Arbeitslose belasteten die öffentlichen Kassen. So titelte das britische Magazin „The Economist" 1999 „Deutschland – der kranke Mann Europas"!

Heute schreiben die gleichen spitzen Federn ganz andere Artikel über Deutschland, denn das Rad der Zeit und Wirtschaftskrisen gehen auch an anderen Industrienationen nicht spurlos vorüber. Der Tonfall hat sich geändert. Heute titeln diese Blätter ganz anders und offen schreiben selbige Wirtschaftskolumnisten, dass „die Welt einige wichtige Lektionen von Deutschland lernen kann"; so könnte unser Wirtschafts-Modell vielleicht selbst ein gefragter Exportschlager werden!

Die Deutschen hatten schon immer den Ruf, harte und gute Arbeiter zu sein. Wie schön und wie gastfreundlich Deutschland sein kann, zeigten wir der Welt dann zuletzt bei der Fußball-Weltmeisterschaft 1996.

Und ähnlich wie das Wunder von Bern anlässlich der Fußball-Weltmeisterschaft von 1954, so taten sich während der Wirtschafts- und Bankenkrise ganz andere Wunder.

In der größten Rezession seit Bestehen der Bundesrepublik schrumpfte die Wirtschaft zwar um 5 Prozent, jedoch stiegen die Arbeitslosenzahlen gegenüber anderen Industrienationen nur geringfügig an.

Auf dem Davoser Wirtschaftsforum brachten die Prophezeiungen der Bundeskanzlerin Angela Merkel nur ein müdes Lächeln ein. Heute sorgen diese für einen Aha-Effekt!

Betrachten wir die wirtschaftlichen Umstrukturierungen der letzten 15 Jahre in Deutschland, so scheint die Saat langsam zu fruchten, welche schon Altbundkanzler Helmut Schröder in den Boden eines verkrusteten und nur schwerfällig zu manövrierenden Wirtschaftskolosses Deutschland einbrachte.

Deutsche Unternehmen, Gewerkschaften und Betriebsräte erreichten dieses gemeinsam, und so zahlten sich schwierige und langwierige Verhandlungen letztlich durch einen gemeinsamen Konsens aus!
Ein Teil des Erfolges der Restrukturierung der Wirtschaft war sicherlich die Auflösung der sogenannten „Deutschland AG", des Geflechtes von Großunter-

nehmen, Banken und Versicherungen, in denen sich alte Herren per Überkreuzbeteiligungen gegenseitig kontrollierten und Unternehmen immer behäbiger und unflexibler wurden.

Dieser Trend, welcher so erfolgreiche Signale in der Wirtschaft setzte, muss sich nun auf dem Gebiet des Gesundheits- und Sozialwesens weiterentwickeln. Denn auch hier herrscht enormen Aufholbedarf.

Der Druck auf den Wohlfahrtsstaat Deutschland wird immer größer! Monopole der Krankenversicherungen wie auch Absprachen in der Wirtschaft zu Zeiten der Deutschland-AG machen die Kranken- und Sozialversicherungen immer schwerfälliger und vor allem immer kostenintensiver.

Krankenversicherungen sparen immer mehr an Leistungen für die Versicherten, anstatt den eigenen Sumpf der Verschwendung und Verwaltungskosten trocken zu legen.

Auch hier ist die Regierung gefordert, anzufassen und nicht aus bequemen Sesseln einfach nur zuzuschauen, bis der Kollaps droht und der Notarzt gerufen werden muss!
Sehen wir uns einmal die bisherigen Zahlen der Wiedervereinigung von 1,6 Billionen Euro in den vergangenen 20 Jahren an, so wurden hier in manchen

Bereichen sicherlich auch viel Geld verschludert oder gar sinnlos verschwendet.

Kommunen im Westen beschweren sich über den immer noch existierenden Lastenausgleich an den Osten, obwohl es vielen Kommunen im Osten inzwischen besser geht als einigen Kommunen im Westen.

In den vergangenen 20 Jahren verschwendeten Kommunalverwaltungen und Stadtkämmerer oftmals Millionensummen, nur um im Folgejahr aus dem gleichen Budget schöpfen zu können. Heute gehen selbige Milchmädchenrechnungen nicht mehr auf. Kommunen stöhnen unter der heutigen Last der Kosten, da man sich in der Vergangenheit zu reichlich aus den öffentlichen Töpfen bediente und einschenkte!

In der alten Bundesrepublik sprach man immer vom Nord-Süd Gefälle der Wirtschaft.

Heute ist selbiges Syndrom auch in den neuen Bundesländern deutlich zu erkennen. Wirtschaftlich starke Regionen und andere wirtschaftlich schwächelnde Gebiete zeichnen die Karte des deutschen Wirtschaftsindexes. Werftindustrie und Tourismus im Norden, innovativer Mittelstand in mittleren Westen, sowie Technologiebereiche im Süden.

Hierin ist Deutschland sich einig und gut zusammengewachsen und so braucht man sich nicht zu schämen, denn in vielen Bereichen konnte und kann man noch immer voneinander lernen.

Deutschland einig Vaterland!

XI. Schlusswort

Deutschlandbetrachtungen eines Auswanderers.

Während meiner Arbeiten zum Manuskript verging kein Tag, ohne an die alte Heimat zu denken.

Viele Erinnerungen wurden wach gerufen und manchmal huschte nicht nur ein Lächeln über meine Lippen, sondern das eine oder andere Mal rannte auch eine Träne über meine Wangen.

Seiner Gefühle und Empfindungen braucht man sich nicht zu schämen. Ganz im Gegenteil. Diese Gefühle machen uns doch als Mensch erst wirklich reich und sind dennoch nicht mit Geld oder anderen materiellen Dingen aufzuwiegen!

Verlassen im Schnitt doch jährlich ungefähr 15.000 Deutsche das Heimatland, um in der Ferne eine neue Herausforderung oder gar ein neues Leben zu finden. Ob aus Liebe, aus Fernweh oder aus Abenteuerlust. Ob wegen des Verlustes des Arbeitsplatzes oder aus reiner Perspektivlosigkeit.
Ganz egal, was auch immer der Beweggrund dafür war und ist, so bleibt man im Herzen immer mit der Heimat verwachsen.

Denn wie schrieb schon Antoine des Saint-Exupery in seinem Buch „Der kleine Prinz":

„Nur aus der Ferne sieht man mit dem Herzen wirklich gut!"

Und so habe ich mich bemüht, nicht nur mit Fakten oder Tatsachen, sondern auch mit Gefühl und mit dem Herzen auf Deutschland zu schauen, um Ihnen so aufzuzeigen, wie andere Menschen und Nationen Deutschland sehen.

Ganz einfach, um Ihnen einmal aus der Ferne einen Blick auf die Heimat zu ermöglichen, denn alles in allem ist Deutschland gar nicht so schlecht wie wir es selber manchmal sehen!

Und um bei Ihnen, liebe Leser, auch die eine oder andere Erinnerung wachzurufen, welche man vielleicht schon lange vergessen hatte.

Ob mir dieses gelungen ist, werden am Ende Ihre Kommentare und Zuschriften sowie natürlich die Verkaufszahlen des Buches selbst zeigen!

Danke

Für das Vertrauen und Ihre Wertschätzung, welche Sie, liebe Leser, mit dem Kauf dieses Buches nicht nur mir, sondern auch dem Verlagshaus entgegengebracht haben.

Und so werde ich mich auch bei künftigen Buchprojekten bemühen, Ihr Vertrauen nicht zu enttäuschen.

Neue Buchideen und Herausforderungen schlummern schon in der Schublade meines Schreibtisches und warten nur darauf, aus dem Dornröschenschlaf geweckt zu werden.

Bei der Auflistung von Namen und Personen, welchen man in besonderer Weise seinen Dank ausdrücken will, ist das ja manchmal so eine Sache. Am Ende sind dann manchmal einige enttäuscht, dass sie nicht erwähnt wurden.

Wie sagt man im Volksmund so zutreffen: Alle guten Dinge sind drei!

Und so möchte ich ganz einfach nur drei Personen beziehungsweise Institutionen Dank sagen:

Meiner Mutter!	Für ihre Liebe und Zuneigung, welche sie mir all die vielen Jahre geschenkt hat, und dabei selbst auf so vieles verzichtete.
Larry Lapointe!	Dafür, dass er so viel Verständnis aufgebracht hat, da unsere Freundschaft während meiner Manuskriptarbeiten oftmals zu kurz kam.
Dem Lektor!	Dafür, dass auch Wolfgang Lorenz an mich und mein Buchprojekt glaubte.

Im Vorwort des Buches habe ich mit: *Einigkeit und Recht und Freiheit* versucht bei Ihnen, liebe Leser, in Erinnerung zu rufen, woher Sie diese Begriffe kennen.

Hier also zum Schluss die 3. Strophe und aktuelle Fassung der deutschen Nationalhymne.

> Einigkeit und Recht und Freiheit
> für das deutsche Vaterland!
> Danach lasst uns alle streben
> brüderlich mit Herz und Hand!
> Einigkeit und Recht und Freiheit
> sind des Glückes Unterpfand!
> Blüh` im Glanze dieses Glückes,
> blühe, deutsches Vaterland!